新时代乡村振兴百问百答丛书　何　丞/主编

乡村
卫生与保健
百问百答

吴兆红　谭　博/编著

SPM

南方出版传媒

广东人民出版社

·广州·

图书在版编目（CIP）数据

乡村卫生与保健百问百答／吴兆红，谭博编著. —广州：广东人民出版社，2019.9

（新时代乡村振兴百问百答丛书）

ISBN 978-7-218-13686-8

Ⅰ. ①乡… Ⅱ. ①吴… ②谭… Ⅲ. ①农村—医疗卫生服务—中国—问题解答 ②保健—问题解答 Ⅳ. ①R127-44 ②R161-44

中国版本图书馆 CIP 数据核字（2019）第 136822 号

XIANGCUN WEISHENG YU BAOJIAN BAIWENBAIDA

乡村卫生与保健百问百答

吴兆红 谭 博 编著

版权所有 翻印必究

出 版 人：肖风华

责任编辑：卢雪华 李尔王 廖智聪
封面设计：末末美书
插画绘图：詹颖钰
责任技编：周 杰 吴彦斌 周星奎

出版发行：广东人民出版社
地　　址：广州市海珠区新港西路 204 号 2 号楼（邮政编码：510300）
电　　话：(020) 85716809（总编室）
传　　真：(020) 85716872
网　　址：http://www.gdpph.com
印　　刷：佛山市浩文彩色印刷有限公司
开　　本：889mm×1194mm 1/32
印　　张：6.5 字　数：150 千
版　　次：2019 年 9 月第 1 版 2019 年 9 月第 1 次印刷
定　　价：28.00 元

如发现印装质量问题，影响阅读，请与出版社（020-85716808）联系调换。
售书热线：020-85716826

编委会

主　　编　　吴兆红　谭　博

编写人员　　肖牍清　胡瑞娟　钟　静

　　　　　　常　琛　余雪映　潘有光

《新时代乡村振兴百问百答丛书》

总 序

　　党的十九大提出实施乡村振兴战略，是以习近平同志为核心的党中央着眼党和国家事业全局，深刻把握现代化建设规律和城乡关系变化特征，顺应亿万农民对美好生活的向往，对"三农"工作作出的重大决策部署，是新时代做好"三农"工作的总抓手。习近平总书记十分关心乡村振兴工作，多次对乡村振兴工作作出部署或者具体指示。比如，2017 年 12 月习近平总书记主持召开中央农村工作会议，对走中国特色社会主义乡村振兴道路作出全面部署；2018 年 7 月，习近平总书记对实施乡村振兴战略作出重要指示，强调各地区各部门要充分认识实施乡村振兴战略的重大意义，把实施乡村振兴战略摆在优先位置，坚持五级书记抓乡村振兴，让乡村振兴成为全党全社会的共同行动；2018 年 9 月，习近平总书记在十九届中共中央政治局第八次集体学习会上，深刻阐述了实施乡村振兴战略的重大意义、总目标、总方针、总要求，强调实施乡村振兴战略要按规律办事，要注意处理好长期目标和短期目标的关系、顶层设计和基层探索的关系、充分发挥市场决定性作用和更好发挥政府作用的关系、增强群众获得感和适应发展阶段的关系；2018 年 12 月，在中央农村工作会议上，习近平总书记对做好"三农"工作作出重要指示，要求深入实施乡村振兴战略，对标全面建成小康社会必须完成的"硬任务"，适应国内外环境变化对我国农村改革发展提出的新要求，统一思想、坚定信心、落实工作，巩固发展农业农村好形势。中共中央国务院也先后出台了《关于实施乡村振兴战略的意见》和《乡村振兴战略规划（2018—2022 年)》，对乡村振兴工作作了安排部署。

面对新时代新形势新任务新要求，我们深深感到，习近平总书记关于做好"三农"工作的重要论述，是实施乡村振兴战略、做好新时代"三农"工作的理论指引和行动指南。可以说，我们在乡村振兴工作实践中遇到的一切问题，都可以从习近平总书记的论述中找到答案，那是我们推进乡村振兴工作实践的教科书。另一方面，广大农民和农村基层党员干部、"三农"工作者迫切需要把思想和行动统一到党中央关于"三农"工作的一系列决策部署上来，准确把握习近平总书记重要讲话和批示指示的丰富内涵和精神实质，坚持用习近平总书记关于做好"三农"工作的重要论述武装头脑、指导实践、推动工作。

鉴于此，我们策划了这套《新时代乡村振兴百问百答丛书》。丛书准确把握习近平总书记关于实施乡村振兴的重要讲话精神，按照乡村振兴"产业兴旺、生态宜居、乡风文明、治理有效、生活富裕"的总要求，从农村基层党建、产业乡村、美丽乡村、幸福乡村、平安乡村、文明乡村、健康乡村、富裕乡村、安全乡村等九个方面为切入点，帮助与引导相结合，既宣讲中央精神，引导广大农民充分发挥在乡村振兴中的主体作用，也阐述了农民和农村基层党员干部、"三农"工作者急迫需要知晓的乡村振兴政策法规知识和科学常识，在乡村振兴路上为农民释疑解惑。

丛书的几位编者或出身农民，或从事农村基层工作，又或从事"三农"的科研教学。编者们既能学懂弄通习近平总书记和中央关于"三农"工作的精神和政策法规，也懂农民，懂"三农"工作者，所以丛书有如下几个特点：

一是农民需要。结合新时代乡村振兴的特点，紧跟农民紧迫需要，普及知识政策与教育引导相结合。讲鼓励、扶持政策，也讲限制、禁止的法律法规。

二是方便实用。丛书采取一问一答的形式，立足于农民和农村基层党员干部、"三农"工作者的实际需求，方便随时查阅。每个主题又独立成册，有独立的逻辑框架，政策性、知识性和实用性、指导性相结合。

三是农民看得懂。通俗易懂，尊重农民和农村基层干部阅读习惯，提问精准，符合农民和农村基层干部实际需要，答问文字晓畅清晰、科学准确。

四是生动有趣。丛书面向全国读者，没有地域局限性，有典型案例或者视频介绍，帮助读者理解。

当然，鉴于时间和编者水平有限等因素，丛书难免有所错漏，欢迎广大读者批评指正。

丛书主编　何　工

2019 年 8 月

目 录
CONTENTS

第二章　农村公共卫生服务

第三章　农村慢性病的诊疗和预防

第四章　农村妇女卫生保健

第五章 农村儿童卫生与保健

第六章 农村精神障碍疾病的诊疗和预防

第九章　农村寻医问诊小知识

第十章 爱国卫生运动

第一章
没有全民健康，就没有全面小康

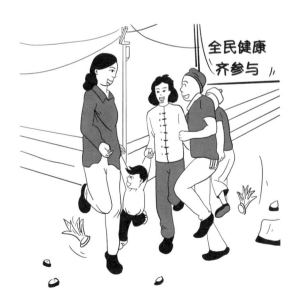

全民健康
齐参与

1. 为什么说"没有全民健康，就没有全面小康"？

2014 年 12 月，习近平总书记在考察江苏镇江市世业镇卫生院时提出："没有全民健康，就没有全面小康。"如今，这已成为一句流行语。他在这次考察中指出，医疗卫生服务直接关系人民身体健康，要推动医疗卫生工作重心下移，医疗卫生资源下沉，推动城乡基本公共服务均等化，为群众提供安全有效、方便价廉的公共卫生和基本医疗服务，真正解决好基层群众看病难、看病贵等问题。各级党委和政府要关心关爱医务工作者，为他们创造良好工作环境，让广大医务工作者安心、放心、舒心从事救死扶伤的神圣事业。广大医务工作者要精心钻研业务，加强医德修养，为人民群众解除病患多做贡献。

2015 年 11 月 25 日，习近平总书记对动乱博拉出血热疫情防控工作表彰大会作出重要指示强调，要始终把广大人民群众健康安全摆在首要位置。2013 年 8 月 31 日，习近平总书记在会见参加全国群众体育先进单位和先进个人表彰会、全国体育系统先进集体和先进工作者表彰会的代表时表示，全民健身是全体人民增强体魄、健康生活的基础和保障，人民身体健康是全面建成小康社会的重要内涵，是每一个人成长和实现幸福生活的重要基础。我们要广泛开展全民健身运动，促进群众体育和竞技体育全面发展。

《中共中央　国务院关于打赢脱贫攻坚战的决定》明确提出，要开展医疗保险和医疗救助脱贫，实施健康扶贫工程，保障贫困人口享有基本医疗卫生服务，努力防止因病致贫、因病返贫。

2. 小康社会卫生保健的标准与要求是什么？

经过长期发展，中国已经建立了由医院、基层医疗卫生机构、专业公共卫生机构等组成的覆盖城乡的医疗卫生服务体系。但是，医疗卫生资源总量不足、质量不高、结构与布局不合理、服务体系碎片化、部分公立医院单体规模不合理扩张等问题依然突出。这主要表现在：

（1）与经济社会发展和人民群众日益增长的服务需求相比，医疗卫生资源总量相对不足，质量有待提高。

（2）资源布局结构不合理，西部地区医疗卫生资源质量较低。基层医疗卫生机构服务能力不足，利用效率不高。中西医发展不协调。公共卫生服务体系发展相对滞后。

（3）医疗卫生服务体系碎片化的问题比较突出。

（4）公立医院改革还不到位，以药补医机制尚未有效破除，科学的补偿机制尚未建立。

（5）政府对医疗卫生资源配置的宏观管理能力不强，资源配置需要进一步优化。

党的十八大提出了 2020 年全面建成小康社会的宏伟目标，医疗卫生服务体系的发展面临新的历史任务，要在"病有所医"上持续取得新进展，实现人人享有基本医疗卫生服务。要优化医疗卫生资源配置，构建与国民经济和社会发展水平相适应、与居民健康需求相匹配、体系完整、分工明确、功能互补、密切协作的整合型医疗卫生服务体系，让各级医疗机构、卫生机构、人才培养机制、功能整合与协作以及卫生监督管理等各个方面协同发展，为实现 2020 年基本建立覆盖城乡居民的基本医疗卫生制度和人民健康水平持续提升奠定坚实的医疗卫生资源基础。

3. 全面推进乡村振兴的医疗保健要求是什么？

医疗卫生事业的发展程度，是一个国家人民幸福指数最直接的体现。随着社会的进步和人们生活水平的提高，健康体检、患病就医、预防保健已经不是新鲜事。人们不仅关注医务人员能否用最佳的治疗方案取得最大的治疗效果，而且还希望医务人员能用更优质的服务面对患者群体。医疗服务不仅强调它的生理价值、医学价值，而且强调它的社会价值，人文医疗、智慧医疗成为群众统一的诉求，建设信息化服务模式，创新服务理念已经成为基层医疗发展的必然趋势。

实施乡村振兴战略是党和国家的大战略，在这个大环境下，基层医疗在乡村振兴战略中起着举足轻重的作用，而基层医疗机构要抓住此次契机，充实基层医疗的服务力量，在上级不断给予的资金、人才资源的支持下，根据单位实际和群众需求，合理安排自身各项工作，并借势借力搞好自身发展，改善基层医疗队伍的素质和服务能力，助推乡村振兴。

为实施乡村振兴战略，基层医疗机构必须定位清晰，有计划、有方法、有目标地发挥它应有的作用。具体可以从以下五个方面着手：一是夯实基层医疗基础，改善医疗硬件设施。二是强化信息化建设，推进优质资源下沉。三是加强乡村医疗人才队伍建设，培养后备人才力量。四是大力开展家庭医生服务，转变医疗服务理念。五是创新医疗服务方法，发扬乡村特色医疗。

随着乡村经济的发展、现代医学模式的转变和人们卫生需求的增加，改善乡村医疗卫生服务质量是乡镇卫生院发展的立足点和出发点，加强人才队伍建设和加大医疗资金投入是两个关键点，只有这样才能全面改善乡村医疗现状，为群众提供健康医疗指导，助推乡村振兴战略的实施。

4. 什么是健康乡村建设？

《中共中央 国务院关于实施乡村振兴战略的意见》提出，

要提高农村民生保障水平，塑造美丽乡村新风貌。要坚持人人尽责、人人享有，按照抓重点、补短板、强弱项的要求，围绕农民群众最关心最直接最现实的利益问题，一件事情接着一件事情办，一年接着一年干，把乡村建设成为幸福美丽新家园。

农村地区医疗卫生事业发展受到来自经济、教育、交通等多方面因素影响，是农村地区发展的短板。为此，国家在提出乡村振兴战略的同时也提出了健康乡村建设的方针。《中共中央　国务院关于实施乡村振兴战略的意见》提出，推进健康乡村建设，就要强化农村公共卫生服务，加强慢性病综合防控，大力推进农村地区精神卫生、职业病和重大传染病防治。完善基本公共卫生服务项目补助政策，加强基层医疗卫生服务体系建设，支持乡镇卫生院和村卫生室改善条件。加强乡村中医药服务。开展和规范家庭医生签约服务，加强妇幼、老人、残疾人等重点人群健康服务。倡导优生优育。深入开展乡村爱国卫生运动。

中共中央、国务院印发的《乡村振兴战略规划（2018—2022年）》强调，建设健康乡村，就要深入实施国家基本公共卫生服务项目，完善基本公共卫生服务项目补助政策，提供基础性全方位全周期的健康管理服务。加强慢性病、地方病综合防控，大力推进农村地区精神卫生、职业病和重大传染病防治。深化农村计划生育管理服务改革，落实全面两孩政策。增强妇幼健康服务能力，倡导优生优育。加强基层医疗卫生服务体系建设，基本实现每个乡镇都有1所政府举办的乡镇卫生院，每个行政村都有1所卫生室，每个乡镇卫生院都有全科医生，支持中西部地区基层医疗卫生机构标准化建设和设备提档升级。

切实加强乡村医生队伍建设，支持并推动乡村医生申请执业（助理）医师资格。全面建立分级诊疗制度，实行差别化的医保支付和价格政策。深入推进基层卫生综合改革，完善基层医疗卫生机构绩效工资制度。开展和规范家庭医生签约服务。树立大卫生大健康理念，广泛开展健康教育活动，倡导科学文明健康的生活方式，养成良好卫生习惯，提升居民文明卫生素质。

5. 什么是健康意识?

随着人们生活水平的不断提高，人们的健康意识也不断增强，越来越多的人开始注重养生，不再满足于"无疾病"状态，而是追求更高的生活质量，追求更健康、更长寿。人们更多地为健康投资，对健康服务要求更加深入精细、更加科学合理。

（1）健康意识是指为维护自身健康而预先必须注意的保健知识和理念。具备良好的健康意识对实现自我健康保护和贯彻执行"预防为主"的健康政策都有十分重要的意义。

（2）健康意识是指全体公众的积极参与意识。实践证明，任何行动的采取在很大程度上都取决于公众的信念和意识的产生。如大家都知道吸烟危害健康，但因为公众的信念和意识的缺失，所以"吞云吐雾"者照样有增无减。

（3）健康意识是指人们对健康的信念和观念，即人们对健康价值的态度和对能否获得健康的信心。正确的健康意识认为：健康是人的第一财富，是事业和幸福的保证；它既是人们活动的基础，也是人们各种活动的最终目的之一。

6. 什么是标准化村卫生室建设？

村卫生室，顾名思义就是一个村级单位的医疗机构，在以前有村卫生室、村卫生所、村医疗点等各种称呼。新医改以后，国家将村级医疗机构统一称为村卫生室，并将以前的村卫生室、村卫生所、村医疗点进行合并，形成了现在的每个行政村有一所标准化的村卫生室的国家标准。

标准化村卫生室建设须具备三方面条件：一是选址科学。卫生室建设要与新农村建设相结合，选择在人口集中、交通便利的场所，方便群众就近就医。二是标准统一。新建的村卫生室要"统一图纸、统一规划、统一标准、统一标识、统一验收"，达到诊断室、治疗室、观察室、免疫规划室、药房、健康教育室"六室分开"。三是建设规范。建设和用材上须坚持高标准、高质量、严要求，确保按设计标准建设。同时要有一整套疾病诊疗规范制度，如病历规范、处方规范、执业规范、传染病报告、公示宣传等，以及要有管理制度，如门诊登记，传染病管理，消毒隔离，处方、药物、财务管理，等等。

7. 什么是全科医生特岗计划？

全科医生特设岗位是指针对基层（乡镇）全科医生紧缺的问题，在县级公立医疗机构专门设置，并将所聘全科医生派驻乡镇卫生院工作的非常设岗位。通过实施全科医生特设岗位计划，引导和鼓励优秀医疗卫生人才到基层医疗卫生机构从事全科医疗工作，逐步解决基层全科医生紧缺和无执业医师问题，力争试点地区每个乡镇卫生院有1名全科医生，促进基层医疗卫生队伍建设取得积极进展。

全科医生特岗计划是在形成统一规范的全科医生培养模式和首诊在基层的服务模式前、全科医生缺乏的时期的重要举措。农村地区工作待遇低、生活条件艰苦、职业发展空间小，人才招不到、下不去、留不住等问题突出。从2013年至2015年，全科医生群体占医生总体的比例的增长速度缓慢，仅1个百分点。全国尚有超过60%的乡镇卫生院没有全科医生。为进一步推进基层卫生人才队伍建设，逐步解决基层全科医生紧缺问题，2013年起，国家开始实施全科医生特设岗位计划，引导和鼓励优秀医疗卫生人才到基层从事全科医疗工作。

特岗全科医生应按服务对象实际需求履行以下职责：

（1）承担预防保健、常见病多发病的诊疗、患者康复与慢性病管理、健康教育与管理等连续性、综合性、一体化服务。

（2）承担专科疾病的识别、转诊以及危重情况的应急处理任务。

（3）作为全科医生团队的领头人，帮助和指导团队其他医务人员提高业务水平，与居民签订一定期限的服务协议，建立相对稳定的服务关系。

8. 什么是大病医疗保险？

大病医疗保险是指对城乡居民因患大病发生的高额医疗费用给予报销，目的是解决群众反映强烈的"因病致贫、因病返贫"问题，使绝大部分人不会再因为疾病陷入经济困境。2012年8月24日，国家发展和改革委员会、卫生部、财政部、人力资源和社会保障部、民政部、保监会等六部委《关于开展城乡居民大病保险工作的指导意见》发布，明确针对城镇居民医保、新农合参保（合）人员大病负担重的情况，引入市场机制，建立大病保险制度，减轻城乡居民的大病负担，大病医保报销比例不低于50%。

从2013年起，中国农村医疗保障重点已向大病转移。肺癌、胃癌等20种疾病全部纳入大病保障范畴，大病患者住院费用实际报销比例不低于70%，最高可达到90%。

纳入大病保障的20种疾病为：儿童白血病、先心病、末期肾病、乳腺癌、宫颈癌、重性精神疾病、耐药肺结核、艾滋病机会性感染、血友病、慢性粒细胞白血病、唇腭裂、肺癌、食道癌、胃癌、Ⅰ型糖尿病、甲亢、急性心肌梗塞、脑梗死、结肠癌、直肠癌。城乡居民大病保险是中国特色社会主义医疗保障体系的重要组成部分，把社会保障与商业保险相结合是持续深化医改的重大创新。

目前，国内的重大疾病保险主要作为独立险种单独销售，也有部分公司将其附加在人寿险上进行销售。随着中国保险市场的发展，可以将重大疾病保险和其他险种捆绑在一起进行销售，例如住房抵押贷款保险等。同时，应大力发展面对面的销售方式，因为重大疾病保险含有较多的保险和医学专业术语，面对面的销售可以更好地发挥代理人的阐释作用，避免产生误导。

9. 什么是"医养结合"？

"医养结合"就是指医疗资源与养老资源相结合，实现社会资源利用的最大化。其中，"医"即医疗康复保健服务，具体有医疗服务、健康咨询服务、健康检查服务、疾病诊治和护理服务、大病康复服务以及临终关怀服务等；"养"包括有生活照护服务、精神心理服务、文化活动服务。这是一种通过"医养一体化"的方法，集医疗、康复、养生、养老等为一体，把老年人健康医疗服务放在首要位置，将养老机构和医院的功能相结合、把生活照料和康复关怀融为一体的新型模式。其内容主要包括以下两个方面。

（1）加强医疗机构与养老机构等合作。推动中医药与养老结合，充分发挥中医药"治未病"和养生保健优势。建立健全医疗机构与养老机构之间的业务协作机制，鼓励开通养老机构与医疗机构的预约就诊绿色通道，协同做好老年人慢性病管理和康复护理。增强医疗机构为老年人提供便捷、优先优惠医疗服务的能力。支持有条件的医疗机构设置养老床位。推动二级以上医院与老年病医院、老年护理院、康复疗养机构、养老机构内设医疗机构等之间的转诊与合作。在养老服务中充分融入健康理念，加强医疗卫生服务支撑。支持有条件的养老机构设置医疗机构。统筹医疗服务与养老服务资源，合理布局养老机构与老年病医院、老年护理院、康复疗养机构等，研究制定老年康复、护理服务体系专项规划，形成规模适宜、功能互补、安全便捷的健康养老服务网络。

（2）发展社区健康养老服务。提高社区卫生服务机构为老年人提供日常护理、慢性病管理、康复、健康教育和咨询、中医养生保健等服务的能力，鼓励医疗机构将护理服务延伸至居民家庭。推动开展远程服务和移动医疗，逐步丰富和完善服务内容及方式，做好上门巡诊等健康延伸服务。

10. 什么是优生优育？

优生优育是计划生育具体内涵的延伸，是新的历史条件下对计划生育的具体化体现。中国是人口大国，巨大的人口压力会制约社会的发展，所以做好优生优育既是提高人口素质的重要手段，也是限制人口发展的重要手段，对未来社会和整个民族的发展有重要的作用。因此全社会应该坚持做好优生优育，为子孙后代的良性发展创造有利条件。

优生就是让每个家庭都有健康的孩子，优育就是让每个出生的孩子都可以受到良好的教育。优生优育的措施包括禁止近亲结婚、提倡遗传咨询和产前诊断等。

如何做到优生优育呢？可以从优恋、优婚、优孕三个方面考虑。优恋指的是谈婚论嫁之前，要注意了解对方及其家庭成员身体健康方面的信息，了解他们是否有什么严重的疾病或家族遗传疾病，做到知己知彼、心中有数，以免因日后出现不孕或生下缺陷儿而致夫妻不和、家庭破裂。优婚是指在完全知情的情况下结婚，这一点就要依赖于婚前的体检，如果对方有什么生理方面的疾病，可以在体检中提前获知，可以等疾病治好了再结婚。优孕，就是在适宜的孕育年龄、最佳的受孕时机怀孕生子，这样可以最大可能地避免使胎儿发育不良的因素的影响。

11. 中国乡村基础医疗卫生的问题与短板是什么？

改革开放以来，伴随着中国农村医疗合作制度的演变，农村医疗保障的缺失和滞后问题日益凸显，成为实现全面小康目标中一块不容忽视的短板。如今，随着基层卫生综合改革持续深化，中国农村卫生能力建设成效初显。

据统计，2012—2017 年中央累计投入 476.4 亿元，支持建设县级医院 2057 个。2017 年乡镇卫生院标准化建设达标率达 80.2%，基本实现设施设备提档升级。农村卫生人才结构持续优化，其中乡镇卫生院本科以上学历占比 14.6%，较 2012 年提高了 4.6%，高级职称占比提升了 1.5%。全国县域内就诊率达到 82.5%，较 2016 年提升 2.1%。但是，随着疾病谱变化，农村人口因脑血管病、恶性肿瘤、心脏病等而死亡的人数不断上升，这对农村医疗服务水平提出更高要求。

目前，中国农村卫生体系存在以下突出问题：一是卫生资源总体供给不足。近几年，中国乡镇卫生院、村卫生室数量逐年下降，呈萎缩趋势。有数据显示，2017 年乡镇卫生院、村卫生室较 2013 年分别减少 464 个、16562 个。乡村医生和卫生员较 2013 年减少 11.2 万人。农村每万人口拥有的卫生技术人员、注册护士远低于城市。从实地调研看，一些乡镇卫生院医护人员年龄结构偏大、断层严重，某些乡镇卫生院十余年未进新职工。二是医疗服务效率低下。据统计，近几年乡镇卫生院病床使用率从 62.8% 下降至 61.3%，平均住院日从 5.92 天延长至 6.31 天。一项实地调研发现，某乡镇卫生院虽拥有 50 张开放床位，但日在院患者仅 20 人。该院外科病区、手术室也没有很好利用，年手术量由 10 年前的 300 多台下降至 30 多台。三是医疗服务质量和水平有待提升。一项调查发现，2017 年受调查的 1644 家县级综合医院中，入出院患者诊断符合率、手术前后诊断符合率、病理与临床诊断符合率较 2014 年降低 1.7% 左右。农村孕产妇死亡率与城市差距加大，2016 年农村孕产妇死亡率比城市高 0.5%，2017 年则高 4.5%。四是患者就医负担不断加重。农村居民医疗保健支出占消费性支出增长幅度远高于城镇居民。2016 年农村居民医疗保健支出占消费性支出比 2010 年增长 4%，但城镇居民仅增长 0.7%。2017 年乡镇卫生院住院次均医药费用同比增长 1.14%。

农村医疗力量的薄弱、医疗保健体系的不完善使得许多贫困地区的百姓陷入"越穷越病、越病越穷"的恶性循环。聚焦农村医疗的改善，尤其是提升深度贫困地区的医疗服务水平，从而真正解决村民"看病难、看病贵"问题，不单单是一项民生工程，更是助力打赢脱贫攻坚战的关键一招，是为农村百姓的健康"保驾护航"的重要举措。

12. 什么是农村基本医疗卫生保障制度？

建立农村基本医疗卫生保障制度是中国医疗卫生改革的重要组成部分，是建设社会主义新农村的重要内容，是全面建成小康社会的重要组成部分。在国家积极改善农村地区经济水平、生态环境、医疗服务水平的同时，推进农村基本医疗卫生保障制度的建设，对于保障农村地区居民健康及预防、治疗疾病具有重大意义。

为此，国家按照兜底线、织密网、建机制的要求，全面建设覆盖全民、城乡统筹、权责清晰、保障适度、可持续的多层次社会保障体系。进一步完善城乡居民基本养老保险制度，加快建立城乡居民基本养老保险待遇确定和基础养老金标准正常调整机制。完善统一的城乡居民基本医疗保险制度和大病保险制度，做好农民重特大疾病救助工作，健全医疗救助与基本医疗保险、城乡居民大病保险及相关保障制度的衔接机制，巩固城乡居民医保全国异地就医联网直接结算机制。推进低保制度城乡统筹发展，健全低保标准动态调整机制。全面实施特困人员救助供养制度，提升托底保障能力和服务质量。推动各地通过政府购买服务、设置基层公共管理和社会服务岗位、引入社会工作专业人才和志愿者等方式，为农村留守儿童和妇女、老年人以及困境儿童提供关爱服务。加强和改善农村残疾人服务，将残疾人普遍纳入社会保障体系予以保障和扶持。作为对上述举措的保障手段，首先，政府要加大财政投入，加强对医疗卫生机构监管，行使好政府的职能。另外，广大农村地区朋友应该提高自身保健意识，积极参加医疗保险。

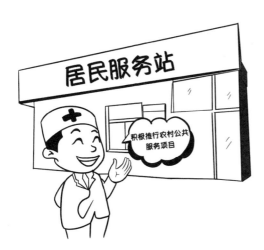

13. 什么是公共卫生？

公共卫生是关系到一国或一个地区人民大众健康的公共事业。公共卫生与普通意义上的医疗服务是有一定差别的，公共卫生是通过评价、政策发展和保障措施来预防疾病、延长人的寿命和促进人的身心健康的一门科学和艺术。公共卫生的具体内容包括对重大疾病尤其是传染病（如结核、艾滋病、非典型肺炎等）的预防、监控和医治；对食品、药品、公共环境卫生的监督管理，以及相关的卫生宣传、健康教育、免疫接种等。

公共卫生服务是一种成本低、效果好的服务，但又是一种社会效益回报周期相对较长的服务。在国外，各国政府在公共卫生服务中起着举足轻重的作用，并且政府的干预作用在公共卫生工作中是不可替代的。许多国家对各级政府在公共卫生中的责任都有明确的规定和限制，以便有利于更好地发挥各级政府的作用，并有利于监督和评估。

而在中国，部分农村的行政决策者受经济利益驱动，更重视一些可以短期内有收益的项目，削弱了政府对于公共卫生的重视程度和行政干预力度。各级政府在公共卫生方面并没有十分明确的分工和职责范围，尤其是在农村公共卫生方面其职责更是含混不清。因此，尽快明确各级政府的职责和任务，以利于其各自履行职责是当务之急。习近平总书记提出的乡村振兴战略是党的十九大作出的重要决策部署，是全面建成小康社会、全面建设社会主义现代化国家的重大历史任务，是新时代做好"三农"工作的总抓手。因此，加强农村公共卫生体系建设是国家的重要任务之一。

14. 目前中国农村公共卫生有哪些政策？

随着国家的不断发展，国家高度重视公共卫生事业的发展，尤其是农村公共卫生这一薄弱环节。为促进农村地区公共卫生发展，国家出台了相关造福人民群众的卫生健康政策。

（1）预防接种免费：免费为 0 ~ 6 岁儿童接种 9 种疫苗，预防 15 种传染病；为重点人群免费接种炭疽疫苗、钩体疫苗、出血热疫苗 3 种。

（2）儿童健康管理免费：新生儿出生后 1 周，分娩医院免费对新生儿开展出生缺陷筛查等体检，建立《0 ~ 6 岁儿童保健手册》；新生儿满 28 天至 36 月龄，到所辖卫生院儿童保健科或所辖村卫生室进行 8 次免费健康检查，评估生长发育情况，免费提供儿童中医药健康指导。

（3）孕妇叶酸免费：所有准备怀孕或者已经怀孕的妇女可到所辖卫生院公卫科免费领取叶酸。

（4）孕产妇健康管理免费。

（5）常住 35 ~ 64 岁妇女可到所辖乡镇卫生院妇产科免费进

行"两癌"筛查，县人民医院、县妇幼保健院对疑似"两癌"病例免费复查。

（6）孕妇"艾滋病、梅毒、乙肝"筛查免费 。

（7）住院平产或剖宫产分娩专项资金补助 400 元/人。其中，参加合作医疗的产妇，合作医疗另外报销 400 元/人。住院分娩补助、合作医疗补助由住院分娩医院给付产妇。

（8）高血压患者可到所辖乡镇卫生院或所辖区村卫生室免费享受一次健康体检，体检项目包括血糖、心电图、B 超、肝肾功能等；所辖乡镇卫生院或所辖村医生每年对高血压患者进行 4 次血压随访，分类干预。

（9）所辖乡镇卫生院责任医生对对应管理的重性精神疾病患者每年至少随访 4 次；县重性精神疾病管理机构每年对全县部分重性精神疾病患者提供上门服务至少 1 次。

（10）所辖乡镇卫生院每年为老年人免费提供 1 次健康管理服务，包括生活方式和健康状况评估、老年人中医体质辨识、健康体检（体格检查、血压、血糖、心电图、B 超等）。

（11）县疾控中心免费对有肺结核症状者（咳嗽、咳痰两周以上或痰中带血）提供痰涂片检查和一张 X 光胸片；县疾控中心免费为肺结核患者提供国家统一方案的抗结核药品。

（12）免费为艾滋病患者制定抗病毒治疗方案、提供艾滋病抗病毒药品。县疾控中心性防科免费对患者进行一般跟踪随访。

（13）建立居民健康档案，采集个人基本信息，为其做一次健康体检，对居民健康状况进行动态管理。

（14）农村贫困地区儿童营养改善服务为 6~18 月龄婴幼儿每天提供 1 个营养包，至 24 月龄。

15. 中国农村公共卫生服务项目有哪些?

根据原卫生部《国家基本公共卫生服务规范（2011年版）》中的描述，在国内展开的基本公共卫生服务如下：

一是针对全体人群的公共卫生服务，如为辖区常住人口建立统一、规范的居民健康档案；向城乡居民提供健康教育宣传信息和健康教育咨询服务。

二是针对重点人群的公共卫生服务，如为辖区内慢性非传染性疾病（慢性病）患者包括高血压患者、糖尿病患者提供常规的血压和血糖监测、指导用药以及相应的健康教育指导和干预；对辖区内的重性精神病患者按照"应管尽管"的原则在知情同意的基础上进行管理、用药监测以及相应的体格及脏器功能的检查；对辖区65岁及以上老年人进行健康指导服务；为0~36个月婴幼儿建立《儿童保健手册》，开展新生儿访视及儿童保健系统管理；为孕产妇开展至少5次孕期保健服务和2次产后访视。

三是针对疾病预防控制的公共卫生服务，包括为适龄儿童接种乙肝、卡介苗、脊灰等国家免疫规划疫苗；及时发现、登记并报告辖区内发现的传染病病例和疑似病例，参与现场疫点处理，开展传染病防治知识宣传和咨询服务；对高血压、糖尿病等慢性病高危人群进行指导，对确诊高血压和糖尿病患者进行登记管理，定期进行随访。

16. 什么是公共场所？公共场所检测项目有哪些？

公共场所是指人群经常聚集、供公众使用或服务于人民大众的活动场所，是人们生活中不可缺少的组成部分，是反映一个国家、民族物质条件和精神文明的窗口。根据国务院发布的《公共场所卫生管理条例》，能依法进行卫生监督的公共场所共7类28种：

（1）住宿与交际场所（8种）：宾馆、饭馆、旅店、招待所、车马店、咖啡馆、酒吧、茶座。

（2）洗浴与美容场所（3种）：公共浴室、理发店、美容院。

（3）文化娱乐场所（5种）：影剧院、录像厅（室）、游艺厅（室）、舞厅、音乐厅。

（4）体育与游乐场所（3种）：体育场（馆）、游泳场（馆）、公园。

（5）文化交流场所（4种）：展览馆、博物馆、美术馆、图书馆。

（6）购物场所（2种）：商场（店）、书店。

（7）就诊与交通场所（3种）：候诊室、候车（机、船）室、公共交通工具（汽车、火车、飞机和轮船）。

公共场所检测项目

行业	分类	检测项目
宾馆	三至五星级饭店、宾馆	温度、相对湿度、风速、二氧化碳、一氧化碳、甲醛、PM_{10}、空气细菌总数、台面照度、噪声、新风量
	一至二星级饭店、宾馆及非星级带空调的饭店、宾馆	温度、风速、二氧化碳、一氧化碳、甲醛、PM_{10}、空气细菌总数、台面照度、噪声、新风量
	普通招待所	温度（仅冬季检测）、二氧化碳、一氧化碳、甲醛、PM_{10}、空气细菌总数、台面照度
文化娱乐场所	电影院、游艺厅、KTV	温度、相对湿度（有空调的检测）、风速（有空调的检测）、二氧化碳、甲醛、PM_{10}、空气细菌总数、台面照度、噪声、新风量
	酒吧、咖啡厅、茶座	温度、相对湿度（有空调的检测）、风速（有空调的检测）、二氧化碳、一氧化碳、甲醛、PM_{10}、空气细菌总数、台面照度、噪声、新风量
公共浴室（检测男、女更衣室及男、女浴室）	更衣室	温度、二氧化碳、一氧化碳、照度
	浴室	温度、二氧化碳、照度、水温、浴池水浊度

（续表）

行业	分类	检测项目
理发店、美容店	—	二氧化碳、一氧化碳、甲醛、氨、PM_{10}、空气细菌总数
游泳场（检测泳池水、浸脚池水、游泳馆空气）	泳池水	池水温度、pH 值、浑浊度、尿素、游离余氯、细菌总数、大肠菌群
	浸脚池水	游离余氯
	游泳馆空气	冬季室温、相对湿度、风速、二氧化碳、空气细菌数
体育馆	—	冬季室温、相对湿度、风速、二氧化碳、甲醛、PM_{10}、空气细菌数、照度
图书馆、博物馆、美术馆、展览馆	—	室温、相对湿度（有空调的检测）、风速、二氧化碳、甲醛、PM_{10}、空气细菌数、台面照度、噪声
商场、书店	—	温度（有空调的检测）、相对湿度（有空调的检测）、风速、二氧化碳、一氧化碳、甲醛、PM_{10}、空气细菌数、照度、噪声
医院候诊室（包括挂号、取药等候室）	—	温度、风速、二氧化碳、一氧化碳、甲醛、PM_{10}、空气细菌数、照度、噪声

（续表）

行业	分类	检测项目
候（车、船、机）室	—	温度、相对湿度、风速、二氧化碳、一氧化碳、甲醛、PM_{10}、空气细菌数、照度、噪声
饭店	—	温度、相对湿度、风速、二氧化碳、一氧化碳、甲醛

17. 什么是卫生用品？

卫生用品是指在日常生活中使用的，以保持自身清洁、健康及具其他辅助功能的用品，卫生用品主要包括以下分类：

（1）日化用品（洗手液、洗衣液）；

（2）妇女经期卫生用品（卫生巾、卫生护垫、卫生栓）；

（3）尿布等排泄物卫生用品［尿裤、尿布（垫、纸）、隔尿垫］；

（4）皮肤、黏膜卫生用品（湿纸巾、卫生湿纸巾）；

（5）隐形眼镜护理用品（隐形眼镜护理液、隐形眼镜保存液、隐形眼镜清洁剂）；

（6）妇科卫生用品（女士抗/抑菌洗剂、阴道洗液）；

（7）其他的一次性卫生用品（纸巾纸、卫生棉、化妆棉、手套、口罩、纸质餐饮具、避孕套）。

对于卫生用品，它们与日常生活、身体健康等息息相关，所以一定要保证所购买、使用的卫生用品是符合国家标准和安全的、规范的。

18. 什么是卫生服务？

卫生服务是指卫生机构使用各种卫生资源向居民提供医疗、预防、保健、康复服务的过程，其特点包括卫生服务消费的被动性和不确定性；卫生服务提供的卖方垄断性；卫生服务的公益性与公平性。卫生服务是针对个人和人群进行的有益于健康的医学行为，是全方位的人性化的管理和看护。其基本功能包括：

（1）开展社区卫生状况调查，进行社区诊断，向社区管理部门提出改进社区公共卫生的建议及规划，对社区爱国卫生运动工作予以技术指导。

（2）有针对性地开展慢性非传染性疾病、地方病与寄生虫病的健康指导、行为干预和筛查，以及对高危人群的监测和规范管理工作。

（3）负责辖区内免疫接种和传染病预防与控制工作。

（4）运用适宜的中西医药及技术，开展一般常见病、多发病的诊疗。

（5）提供急救服务。

（6）提供家庭出诊、家庭护理、家庭病床等家庭卫生保健服务。

（7）提供会诊、转诊服务。

（8）提供临终关怀服务。

（9）提供精神卫生服务和心理卫生咨询服务。

（10）提供妇女、儿童、老年人、慢性病患者、残疾人等重点人群的保健服务。

（11）提供康复服务。

（12）开展健康教育与健康促进工作。

（13）开展计划生育咨询、宣传并提供适宜技术服务。

（14）提供个人与家庭连续性的健康管理服务。

（15）负责辖区内社区卫生服务信息资料的收集、整理、统计、分析与上报。

（16）在社区建设中，协助社区管理部门不断拓展社区服务，繁荣社区文化，美化社区环境，共同营造健康向上、文明和谐的社区氛围。

（17）根据社区卫生服务功能和社区居民需求，提供其他适宜的基层卫生服务。

卫生服务的不断进步有利于医疗资源的合理分配，有效提高患者的就诊效率，减轻患者负担。特别是乡镇、社区等基层医疗卫生机构，便民利民，能给辖区所有人提供及时、有效的医疗卫生服务。

19. 什么是中国农村三级卫生服务网络？

农村三级卫生服务网络是指以县级医疗卫生机构为龙头、乡镇卫生院为主体、村卫生室为基础的卫生服务体系。农村三级卫生服务网络主要承担着预防保健、基本医疗、卫生监督、健康教育、计划生育技术指导等任务，为农村居民获得基本卫生服务提供保障。其可缓解看病难、看病贵问题，实现农村医疗卫生发展目标，使农民"小病不出村、一般疾病不出乡、大病基本不出县"。还可以充分发挥城区优势卫生资源，实施以大带小、以弱带强、资源共享、利益共享的纵横联系，并逐步形成县城医疗卫生支援农村医疗卫生的协作机制。

（1）上下联动，实行对口帮扶。按各级卫生院各自需求，派出业务技术骨干到乡镇卫生院定期轮换坐诊，乡镇卫生院也派技术人员到上级医疗机构进修学习。

（2）建立对口支援乡镇卫生院制度。采取援赠医疗设备、人员培训、技术指导、巡回医疗、双向转诊、特色专科建设、合作管理等方式，加大对农村基层医疗机构的扶持力度。

（3）加大对薄弱地区的扶持力度。按照公共卫生服务均等化的原则，加大对薄弱地方的卫生支持力度，实现共同发展。

与乡镇卫生院联合办医，将城区的优质医疗服务直接送到农村去。

（4）加强对重点人群的医疗救助。推进农村医疗救助，扩大救助范围，提高救助水平。重点做好农村儿童、孕产妇、农村五保户和贫困农民家庭以及农村结核病、艾滋病患者群的医疗救助，保障农村重点人群享有重点服务。

20. 农村居民健康的标准是什么？

世界卫生组织关于健康的定义为："健康不仅为疾病或赢弱之消除，而系体格、精神与社会之完全健康状态。"这就是人们所指的身心健康。应该说，一个人在躯体健康、心理健康、社会适应良好和道德健康四方面都健全，才是完全健康的人。

（1）躯体健康一般指人体生理的健康。

（2）心理健康一般有三个方面的标志：一是具备健康的心理的人，其人格是完整的，自我感觉是良好的。其情绪是稳定的，积极情绪多于消极情绪，有较好的自控能力，能保持心理上的平衡；有自尊、自爱、自信心以及有自知之明。二是一个人在自己所处的环境中，有充分的安全感，且能保持正常的人际关系，能受到别人的欢迎和信任。三是心理健康的人对未来有明确的生活目标，能切合实际地、不断地进取，有理想和事业的追求。

（3）社会适应良好：指一个人的心理活动和行为，能适应当时复杂的环境变化，为他人所理解，为大家所接受。

（4）道德健康：最主要的是不以损害他人利益来满足自己的需要，有辨别真伪、善恶、荣辱、美丑等是非观念，能按社会认为规范的准则约束、支配自己的行为，能为他人的幸福作贡献。

健康是人类生存发展的要素，它关乎个人和社会。以往人们普遍认为"健康就是没有病，有病就不是健康"。随着科学的发展和时代的变迁，现代健康观告诉我们，健康已不再仅仅是指四肢健全，无病或不虚弱。除身体本身健康外，还需要精神上有一个完好的状态。人的精神、心理状态和行为对自己和他人甚至对社会都有影响，更深层次的健康观还应包括人的心理、行为的正常和社会道德规范，以及环境因素的完美。健康的含义是多元的、相当广泛的。健康也是我们国家不懈追求的永恒话题。

21. 什么是个人健康档案？ 怎样建立和使用健康档案？

健康档案是医疗卫生机构为城乡居民提供医疗卫生服务过

程中的规范记录，是以居民个人健康为核心、贯穿整个生命过程、涵盖各种健康相关因素的系统化文件记录。

（1）居民健康档案的内容包括个人基本信息、健康体检情况、重点人群健康管理记录和其他医疗卫生服务记录等。

① 个人基本情况包括姓名、性别等基础信息和既往史、家族史等基本健康信息。

② 健康体检情况包括一般健康检查信息、生活方式状况、健康状况及其疾病用药情况、健康评价等。

③ 重点人群健康管理记录包括国家基本公共卫生服务项目要求的0～36个月儿童、孕产妇、老年人、慢性病和重性精神疾病患者等各类重点人群的健康管理记录。

④ 其他医疗卫生服务记录包括上述记录之外的其他接诊记录、会诊记录等。

⑤ 农村地区在居民个人健康档案基础上可增加家庭成员基本信息和变更情况，及家庭成员主要健康问题，社会经济状况，农村家庭厨房、厕所使用，禽畜栏设置等信息。

（2）居民健康档案的建立。

①辖区居民到乡镇卫生院、村卫生室、社区卫生服务中心（站）接受服务时，由医务人员负责为其建立居民健康档案，并根据其主要健康问题和服务提供情况填写相应记录。同时为服务对象填写并发放居民健康档案信息卡。

②通过入户服务（调查）、疾病筛查、健康体检等多种方式，由乡镇卫生院、村卫生室、社区卫生服务中心（站）组织医务人员为居民建立健康档案，并根据其主要健康问题和卫生服务需要填写相应记录。

③将医疗卫生服务过程中填写的健康档案相关记录表单，装入居民健康档案袋统一存放。农村地区可以家庭为单位集中存放保管。有条件的地区录入计算机，建立电子化健康档案。

（3）居民健康档案的使用。

①已建档居民到乡镇卫生院、村卫生室、社区卫生服务中心（站）复诊时，应携带居民健康档案信息卡，在调取其健康档案后，由接诊医生根据复诊情况，及时更新、补充相应记录内容。

②入户开展医疗卫生服务时，应事先查阅服务对象的健康档案并携带相应表单，在服务过程中记录、补充相应内容。

③对于需要转诊、会诊的服务对象，由接诊医生填写转诊、会诊记录。

④所有的服务记录由责任医务人员或档案管理人员统一汇总、及时归档。

⑤农村地区建立居民健康档案可与新型农村合作医疗工作相结合。

22. 什么是健康教育？

健康教育是指通过有计划、有组织、有系统的社会教育活动，使人们自觉地采纳有益于健康的行为和生活方式，消除或减轻影响健康的危险因素，预防疾病，促进健康，提高生活质量，并对教育效果作出评价。健康教育的核心是教育人们树立健康意识、促使人们改变不健康的行为生活方式、养成良好的生活习惯，以减少或消除影响健康的危险因素。通过健康教育，能帮助人们了解哪些行为是影响健康的，并能自觉地选择有益于健康的生活方式。

健康教育的目的：

（1）改善人们的健康状况，使个人和群体实现健康的目的；

（2）预防非正常死亡、疾病和残疾的发生；

（3）改善人际关系，增强人们的自我保健能力，使其破除迷信、摒弃陋习、养成良好的卫生习惯，倡导文明、健康、科学的生活方式；

（4）增强健康理念，从而理解、支持和倡导健康政策、健康环境。

健康教育的内容：

（1）建立和完善适应社会发展的健康教育与健康促进工作体系。

（2）做好重大疾病和突发公共卫生事件的健康教育与健康促进。

（3）广泛开展农村健康教育与健康促进，积极推进"全国亿万农民健康促进行动"。

（4）深入开展城市社区的健康教育与健康促进。

（5）开展以各类场所为基础的健康教育与健康促进。

（6）重点人群的健康教育与健康促进。

（7）控制烟草危害与成瘾行为。

此外，还要通过多种形式和多种渠道为农民送医药、送知识。加强农村流动人口和乡镇企业工人就业前健康教育培训。结合农村生态文明村镇建设，大力普及农村改水、改厕知识和技术，改善农村饮水和环境卫生状况。2020年要建成健康教育骨干队伍并实现培训全覆盖，50%的中小学校要达到健康促进学校标准。2019年各贫困县（区）居民健康素养水平要达到本省份2020年目标水平或较2018年提高60%。目前，全国的居民健康素养水平是14.18%，预计2020年能够达到20%的水平。

23. 突发公共卫生事件的报告和处理流程是什么？

突发公共卫生事件，是指突然发生，造成或者可能造成社会公众健康严重损害的重大传染病疫情、群体性不明原因疾病、重大食物和职业中毒以及其他严重影响公众健康的事件。

根据突发公共卫生事件性质、危害程度、涉及范围，《国家突发公共卫生事件应急预案》将突发公共卫生事件划分为特别重大（Ⅰ）、重大（Ⅱ）、较大（Ⅲ）和一般（Ⅳ）四级，依次用红色、橙色、黄色、蓝色进行预警。

报告与信息发布

· 报告：医疗卫生机构和有关单位→县级人民政府卫生行政主管部门→县级人民政府→上级人民政府卫生行政主管部门和国务院卫生行政主管部门→国务院
· 信息发布：国务院卫生行政主管部门负责发布消息。

应急组织体系

· 1.突发事件应急处理指挥部的组成和相关部门的职责；2.突发事件的监测与预警；3.突发事件信息的收集、分析、报告、通报制度；4.突发事件应急处理技术和监测机构及其任务；5.突发事件的分级和应急处理工作方案；6.突发事件预防、现场控制，应急设施、设备、救治药品和医疗器械以及其他物资和技术的储备与调度；7.突发事件应急处理专业队伍的建设和培训。

相关部门职责

· 有关部门、医疗卫生机构应当对传统病做到早发现、早报告、早隔离、早治疗，切断传播途径，防止扩散。

突发公共卫生事件应急处理流程示意图

24. 什么是卫生监督协管？

卫生监督是政府实施行政管理的具体行政行为。各级政府卫生行政部门为维护公民健康权益，依据卫生法律法规和标准，对特定的人和机构，如医疗机构、食品行业从业者、毒害作业场所、公共场所、供水单位以及学校等的相关卫生工作，作出许可、强制、检查、处罚、指导等行为，以保证居民与社会的卫生安全。

卫生监督协管是指乡镇卫生院、村卫生室及社区卫生服务中心（站）等基层医疗卫生机构，协助区（县）卫生监督机构，在辖区内依法开展食品安全信息报告、职业卫生咨询指导、饮用水卫生安全监测、学校卫生监督、非法行医和非法采供血信息反馈报告等工作，并接受卫生监督机构的业务指导。

协管服务内容如下：

（1）定期进行卫生巡查，发现或怀疑有食物中毒、食源性疾病、食品污染等对人体健康造成危害或可能造成危害的线索和健康事件；发现农村集中式供水、城市二次供水和学校供水异常情况，以及可疑传染病患者和非法行医、非法采供血液等相关信息，及时报告有关部门并协助调查。

（2）发现从事接触或可能接触危害因素工作的协管服务对象，对其开展职业病防治宣传教育、咨询、指导。

（3）开展食品安全、饮水安全等法律法规与卫生知识宣传，协助对相关从业人员进行培训。

第三章

农村慢性病的诊疗和预防

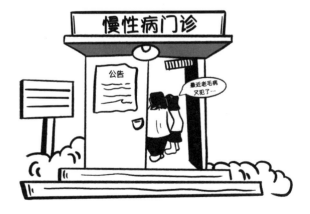

25. 什么是慢性病？

　　慢性病，指的是起病时没有症状、患病时间长、病情长期不能痊愈、患病的原因复杂并且还有些疾病没有被确认的一类非传染性的疾病，例如高血压、冠心病、高脂血症、脑卒中、糖尿病、慢性支气管炎、癌症等。而数据显示，目前中国的慢性病患者已超过 3 亿人，慢性病致死人数已占到中国因病死亡人数的 80%。同时，随着老龄化社会的到来，老年人患慢性病的趋势逐渐增长，导致的疾病负担已占到总疾病负担的 70%。在中国，农村地区慢性病死亡率、发病率较城市地区高，因患慢性病导致需长期支出医药费加重了农村地区人民的负担。同时，以糖尿病为代表的慢性病已呈现年轻化趋势，严重影响到农村居民的生活质量和身体健康。因此，对中国农村慢性病的预防和管理势在必行。

26. 慢性病的分类有哪些？

　　（1）循环系统疾病：高血压病、冠心病、慢性心力衰竭、慢性房颤、心肌病（原发性）、心脏瓣膜病、先天性心脏病等；

（2）呼吸系统疾病：慢性支气管炎、慢性阻塞性肺疾病、慢性肺源性心脏病、支气管哮喘、睡眠呼吸暂停低通气综合征、肺癌、间质性肺病等；

（3）消化系统疾病：慢性胃炎、慢性肝炎、慢性胰腺炎、肝硬化、食管癌、胃癌等；

（4）泌尿系统疾病：慢性肾功能衰竭、肾病综合征、慢性肾小球肾炎、慢性膀胱炎等；

（5）血液系统疾病：慢性贫血、慢性粒细胞白血病、慢性淋巴细胞白血病、慢性淋巴瘤等；

（6）内分泌系统和营养代谢性疾病：甲状腺功能减退、甲状腺功能亢进、原发性慢性肾上腺皮质功能减退症、糖尿病、痛风、骨质疏松等；

（7）风湿性疾病：系统性红斑狼疮、类风湿性关节炎、强直性脊柱炎、干燥综合征、血管炎、特发性炎症性肌病、系统性硬化病、骨性关节炎等；

（8）神经系统疾病：脑梗死、多发性硬化、重症肌无力、阿尔茨海默病、癫痫等；

（9）其他疾病：精神分裂症、结核等。

27. 什么是高血压？如何预防 高血压？得了高血压怎么办？

原发性高血压指的是血液在血管内流动时对血管壁造成的过高压力，通常简称为高血压，是一种常见病、多发病。血压的测量，一般采用经核准的水银柱血压计或电子血压计。需要在患者休息安静的时候，使患者上臂与心脏在同一水平位置，测得上臂肱动脉部位血压。我们至少要测 3 次在非同一日的安静状态下的血压值，若收缩压（俗称上压）的 3 次平均值 ≥ 140mmHg 或舒张压（俗称下压）的 3 次平均值 ≥90mmHg 可诊断为高血压。高血压病可分为原发性和继发性，继发性高血压是有明确病因的，原发性高血压的病因是不明确的。我们通常说的是原发性高血压，两者可以通过检查来区分。高血压的基本症状有头晕、眩晕、失眠、耳鸣等，但是许多患有高血压的人在早期是没有症状的，所以只有定期测量血压才能做到有效监测，不要认为没有任何不适就等于没有危害。有些患者血压慢慢升高，如同"温水煮青蛙"，身体感觉并不难受。

那么，应多长时间测量一次血压？

健康的成年人应每年测一次血压，而患有高血压病的人应该经常测量血压，最好每天一次并把数据记录下来。

很多患者关心高血压能否治愈的问题，在这里作如下说明：

原发性高血压可控制但不能完全治愈。所以一旦确诊为需要服药的高血压患者，就一定要坚持长期服用药物。非药物治疗手段只是减少并发症的发生。而高血压控制得好，患者可以按照医生的指导减药，但是患者不能自行减药。在吃药治疗期间，不能说血压正常了就自行停药。只要血压升高，无论有没有感觉都应该在医生指导下用药。

什么人容易有高血压？

（1）高血压患者有明显的家族史，父母均有高血压，子女发病的概率高达46%。

（2）有高钠低钾的饮食习惯；爱喝酒；经常吸烟。

（3）超重和肥胖。

（4）长期精神过度紧张。

（5）口服某些药物，例如避孕药、麻黄素等。

高血压怎么预防？

（1）减轻体重：减肥是降压的关键，超重和肥胖被普遍认为是高血压发病的重要原因之一。虽然并非所有肥胖者都有高血压，但总体上讲，体重越大，平均血压也越高。

（2）健康饮食：每人每日食盐不超过6克为宜，少吃各种腌制品；每日吃新鲜水果和蔬菜；减少食用油摄入，少吃或不吃肥肉和动物内脏；在清淡饮食的原则下，应做到粗细搭配、荤素相宜，以保持膳食平衡。

（3）戒烟限酒；适宜运动。

（4）心理健康：减轻精神压力，保持心态平衡。

对于高血压，我们需要早期发现、早期诊断、早期治疗。已患高血压病的患者需要建立高血压门诊慢性病病历、实行档案制，平时定期检测血压，预防严重并发症、后遗症的发生，提高生活质量。血压的控制需要个体化，由于病因不同，高血压发病机制不尽相同，临床用药应分别对待，选择最合适药物和剂量，以获得最佳疗效。需要在农村地区推广对高血压病的预防和管理，并进行精准医疗扶贫。农村全科医生要结合预防观念对高血压患者进行非药物治疗和改变生活方式的健康教育，患者第一次就诊时就对其进行关于饮食、饮酒、锻炼、控制体重等方面的健康教育。卫生保健中强调的改变患者生活方式以及针对高血压的必要调节方式，对高血压患者而言非常重要。

当前的血压水平分类和定义一览表

分类	收缩压（mmHg）		舒张压（mmHg）
理想血压	< 120	和	< 80
正常血压	120 ~ 129	和（或）	80 ~ 84
正常高值血压	130 ~ 139	和（或）	85 ~ 89
1 级高血压（轻度）	140 ~ 159	和（或）	90 ~ 99
2 级高血压（中度）	160 ~ 179	和（或）	100 ~ 109
3 级高血压（重度）	≥ 180	和（或）	≥ 110
单纯收缩期高血压	≥ 140	和	< 90

注：当收缩压和舒张压属于不同分级时，以较高的级别作为标准。

28. 什么是糖尿病？糖尿病患者需要注意哪些方面？

糖尿病是一组由多病因引起的以慢性高血糖为特征的代谢性疾病，其是由于胰岛素分泌和（或）作用缺陷所引起的。糖尿病患者若长期血糖控制不佳，会损伤其他系统器官，例如肾脏、眼、神经等，病情严重或应激时可发生急性严重代谢紊乱。糖尿病的典型症状为三多（多饮、多尿、多食）一少（体重减轻）。糖尿病分为1型糖尿病和2型糖尿病，1型糖尿病是胰岛素绝对缺乏，发病年龄常小于30岁，对于胰岛素治疗及反应是敏感的；2型糖尿病是胰岛素相对不足引起的血糖升高，发病年龄常大于40岁，对于胰岛素治疗及反应是不依赖、抵抗的。我们通常所说的糖尿病指的是2型糖尿病。

吃太多甜食会导致2型糖尿病吗？

糖尿病的病因十分复杂，简单来说是多种遗传因素和环境因素共同作用的结果。好消息是，健康人吃太多甜食不会直接导致糖尿病。但坏消息是，摄入过多的糖会导致体重增加，超重、肥胖则是很明确的糖尿病危险因素。所以想要预防糖尿病，还是要保持健康的生活方式。

有糖尿病是不是不能吃甜食了？

糖尿病患者并不是一点儿甜食都不可以吃，是否可以吃主要看食品的总热量。那些高热量的甜食如巧克力、蜂蜜、含糖饮料等当然要避免，但一些热量低的甜味食品比如水果、专供糖尿病患者食用的甜品是可以适当吃的。这里要搞清楚的是，糖尿病的"糖"不等同于有甜味的"糖"，而是指一类营养物质。所以米饭、馒头等虽然不是甜的，但含糖量高，还是要少吃，可以用粗杂粮如荞麦面、筱麦面、燕麦面、玉米代替。那些专供糖尿病患者食用的甜品添加的是不含糖的甜味剂，所以也是可以吃的。

糖尿病患者需要注意哪些方面？

一是注意饮食，低糖、低盐、低脂、高纤维、高维生素，是预防糖尿病的最佳饮食配伍。二是注意体重，对体重进行定期监测。将体重长期维持在正常水平是至关重要的。体重增加时，应及时限制饮食，增加运动量，使其尽早回落至正常水平。要使运动成为生活的一个重要组成部分和终生的习惯。三是定期检测血糖，以尽早发现无症状性糖尿病。应该将血糖测定列为中老年人常规的体检项目，即使是健康者，仍要定期测定。凡有糖尿病的蛛丝马迹，如皮肤感觉异常、性功能减退、视力不佳、多尿、白内障等，更要及时去测定血糖，以尽早诊断，争取早期治疗的宝贵时间。要综合调动饮食、运动、药物等手段，将血糖长期平稳地控制在正常或接近正常的水平。四是加强糖尿病慢性并发症检查，其目的是预防或延缓糖尿病慢性并发症的发生和发展，减少伤残和死亡率。糖尿病患者很容易并发其他慢性病，且易因并发症而危及生命。因此，要对糖尿病慢性并发症加强监测，做到早期发现。早期诊断和早期治疗糖尿病，常可预防并发症的发生，使患者能长期过接近正常人的生活。

糖尿病的诊断标准

诊断标准	静脉血浆葡萄糖水平（mmol/L）
（1）有糖尿病症状加随机血糖	≥11.1
或（2）空腹血糖	≥7.0
或（3）OGTT 2小时血糖	≥11.1

注：OGTT指口服葡萄糖耐量试验

29. 什么是冠心病？冠心病患者需要注意哪些方面？

冠心病的全称是冠状动脉粥样硬化性心脏病，指给心脏供应营养物质的血管——冠状动脉发生粥样硬化引起管腔狭窄或闭塞（如同水管被长年堆积的水垢堵塞变窄一样），导致心肌缺血缺氧或坏死而引起的心脏病。冠心病发作的症状：发作性胸骨后或心前区的压榨样或紧缩样疼痛，疼痛向上放射至左肩、臂甚至小指和无名指，呼吸困难，出汗，面色苍白，意识丧失，等等。吸烟、肥胖、高血压、血脂异常、糖尿病、早发冠心病家族史、持久的精神压力、久坐等因素易导致冠心病。

冠心病患者需要注意的事项：避免过度劳累、避免情绪激动、避免饮食过饱、避免受寒、戒烟等。预防冠心病的要点如下：一是改变不良的生活习惯，提高心理素质，避免过度紧张和劳累，防止情绪激动，保持心理平衡。二是均衡膳食，避免摄入过量的动物性脂肪和胆固醇，饮食做到低脂肪，不甜不咸，少食用油炸烹调的食物，多食纤维素性食物（如蔬菜、水果、薯类等），控制脂肪摄入量，保持理想体重。血液中胆固醇是阻塞动脉的主要成分，当它的含量太高时，会使心血管发生硬化甚至阻塞。三是治疗高血压、糖尿病。高血压会使心脏很难挤压出足够的血量来满足机体的需要，并可加重冠心病的症状。糖尿病可导致脂肪代谢紊乱，引起和加重冠状动脉的粥样硬化。因此要治疗冠心病，必须要同时治疗高血压、糖尿病。四是不吸烟，少饮酒，少饮咖啡和浓茶。抽烟可使血液黏稠、血管狭窄，从而争夺供给心脏的氧气，加重心脏的负担。美国心脏协会的专家说，如果一天抽一包烟，那么心脏病发作的危险将比别人高出2倍。咖啡、浓茶均可导致已有粥样硬化的冠状动脉发生痉挛，诱发心肌梗死。五是提倡适当的体育锻炼。如果经常坚持有规律的体育活动，就能够减缓血管老化。体育锻炼提倡"适当运动"，如步行、骑自行车、打太极拳等。需要强调的是，任何有过心脑血管病史的人，在开始体育锻炼之前，应该征求医生的意见。

冠心病患者的自我救护：患者应当随身携带急救药物，如硝酸甘油等，当出现胸闷、胸痛、气短等症状时，应立即停下当前活动，坐下或躺下休息，并立即舌下含服硝酸甘油，5分钟后若症状没有缓解，应立即到附近医院就诊。

30. 什么是痛风?

痛风主要是由血尿酸过高引起的代谢性疾病。尿酸是由一种叫嘌呤的物质在体内代谢后产生的，嘌呤普遍存在于人体和食物中，若肾脏功能不好，或先天肾脏功能缺陷，又或是饮食或生活作息不规律，都可能导致尿酸无法有效排出。若血液中的尿酸含量长时间过高，关节处会形成针状的晶体，发生急性炎症反应，最终导致关节肿胀、疼痛甚至畸形。该病男性发病率多于女性。急性关节炎期表现为：起病急骤，典型者多于午夜或清晨起病，剧痛而惊醒，最易受累部位是单侧第 1 跖趾关节（因为这个关节承受压力大，周围血管少，局部温度低），依次为踝、跟、膝、腕、指、肘等关节。90% 为单侧，偶尔双侧或多关节同时或先后受累，呈红肿热痛，可有关节腔积液，也可伴发热、白细胞增多等全身症状，发作常呈自限性，多在数天或数周内自行缓解。

如何预防痛风发作？

一是对疑诊患者及家属进行检查，早期发现高尿酸血症。二是减少外源性嘌呤来源，避免含嘌呤高的食物（如黄豆、香菇、扁豆、紫菜、动物内脏、浓肉汁、鱼卵、海鱼、贝类、各类酒等；低嘌呤食物可放心食用，如米、麦、面类食物、牛奶、鸡蛋、猪肉、鸡鸭血、大部分蔬菜水果、蜂蜜等）。三是调整饮食结构，积极降低体重。蛋白质饮食每日控制在 1g/kg，碳水化合物占总热量的比例控制在 50%~60%，少吃糖果等。四是增加尿酸排泄。要多饮水，在心功能尚可的情况下，建议每天饮用 2000~3000 毫升的水；不宜使用抑制尿酸排泄药、利尿剂、阿司匹林等。五是避免促进尿酸盐形成结晶的因素，如着凉、过劳、紧张，穿鞋要舒适，勿使关节受伤。还可服用碱性药物，如晚上加服乙酰唑胺 0.25g，保持尿液碱性，防止结石形成。六是对于高尿酸血症而又无痛风者，可根据发生类型，酌情使用尿酸合成抑制药和（或）促进尿酸排泄药。

痛风患者应注意事项：急性发作期不进行降尿酸治疗，但已服用降尿酸药物者不需停用，以免引起血尿酸波动，导致发作时间延长或再次发作。急性发作的患者，关节红肿热痛可以予以冰敷，注意休息。

31. 如何预防脑血管意外的发生？

脑血管意外又称中风、脑卒中。脑血管疾病有发病率高、致残率高、复发率高、死亡率高、并发症多的特点。降低脑血管意外的发生率，要求做好预防工作。

一级预防（病因预防）有如下五点：

（1）高血压病因：血压的升高与脑血管意外密切相关，高血压可以使脑血管壁变厚变硬从而失去弹性，也会导致管腔变细，甚至形成动脉瘤（动脉瘤并非肿瘤，是动脉壁病变或损伤，导致动脉局限性扩张），又或者会形成血栓，导致脑血管意外。需要加强宣传教育，引起农村地区人民对高血压和脑血管意外的重视，防患于未然。我们需要在农村地区提高血压检测率，积极推荐大家对血压进行自我监测管理，即采取家庭自测血压的方法。对一级、二级高血压低危患者，可以优先通过对生活方式的改变来降低血压，如果效果不佳则需要采用药物降压治疗。

（2）糖尿病病因：糖尿病患者的糖、脂肪和蛋白质代谢异常，血管内皮细胞紊乱和凝血机制异常，因而糖尿病越严重，脑血管意外发生率越高。糖尿病患者需要定期检测血糖，改变不良的生活方式。首先要控制饮食，合理膳食，避免高糖食物，其次要加强体育锻炼。若通过饮食和运动治疗，血糖控制仍不满意，应及时进行口服降糖药物或胰岛素治疗。糖尿病合并高血压患者，应保持血压处于一个安全稳定的状态，一般控制在140/90 mmHg 以下，还可依据危险分层及耐受性控制至 130/80 mmHg 以下。

（3）心脏病病因：心脏疾病与脑血管意外密切相关，其中最突出的为心房颤动。应鼓励农村地区人民进行定期体检，患有心脏疾病的患者应该积极趁早治疗，降低脑血管意外的风险。有冠心病或非瓣膜性房颤的患者应该进行华法林或抗血小板聚集药物治疗。

（4）吸烟病因：吸烟比不吸烟者的脑血管意外的发病率高。长期吸烟会加速脑动脉硬化，减少脑动脉血流。我们应该进行健康宣教，宣教吸烟有害健康，吸烟者应该戒烟。

（5）肥胖病因：肥胖可能会导致高血压、糖尿病、高脂血症等，这些疾病都会增加脑血管意外的风险。肥胖是间接因素，应该在健康的生活方式下，积极运动，合理膳食，减轻体重，等等。

二级预防要注意：脑中风患者容易复发，发生脑血管意外的患者应该积极治疗。患者注意不要情绪激动、过量饮酒、过度劳累，要十分注意保暖，不宜晨练。

32. 脑梗和脑出血的区别？

脑梗死：脑部血液供应不足，缺血、缺氧导致局部脑组织坏死。

脑出血：非外伤导致脑部实质血管破裂引起脑部出血。

两者的区别：一是脑出血患者多有高血压和脑动脉硬化病史，而脑梗死患者多有短暂性脑缺血发作或心脏病史。二是脑出血患者多在情绪激动或用力的情况下发病，脑梗死患者多在安静休息时发病。三是脑出血患者发病急、进展快，常在数小时内达高峰，发病前多无先兆。而脑梗死进展缓慢，常在1~2天后逐渐加重，发病前常有短暂性脑缺血发作病史。四是脑出血患者发病后常有头痛、呕吐、颈项强直等颅内压增高的症状，血压亦高，意识障碍重。脑梗死患者发病时血压多较正常，亦无头痛、呕吐等症状，神志清醒。五是脑出血患者腰穿脑脊液压力高，多为血性，而脑梗死患者脑脊液压力不高，清晰无血。六是脑出血患者中枢性呼吸障碍多见，瞳孔常不对称，或双瞳孔缩小，眼球同向偏视、浮动。脑梗死患者中枢性呼吸障碍少见，瞳孔两侧对称，眼球少见偏视、浮动。

33. 什么是慢性阻塞性肺疾病？慢阻肺需要注意哪些方面？

慢性阻塞性肺疾病，简称慢阻肺，是不完全可逆的气道阻塞和持续的气流受限。慢阻肺是可以预防和治疗的疾病，与气道和肺组织对香烟烟雾等有害气体或有害颗粒的异常慢性炎症反应有关。慢性支气管炎和肺气肿与慢阻肺密切相关。其症状有慢性咳嗽咳痰、气促、呼吸困难，严重者或急性加重期会有喘息，晚期患者有体重下降、食欲减退、抑郁或焦躁等症状。

慢阻肺患者需要注意的事项如下：

（1）日常生活远离不良刺激：慢阻肺的致病因素有刺激性烟雾、粉尘、有害气体（如二氧化硫、二氧化氮）等慢性理化刺激，气候寒冷和环境温度的剧变等。另外，对尘埃、尘螨、细菌、寄生虫、花粉和化学气体等过敏时都可加重对支气管黏膜的损害。日常生活环境需远离这些刺激，具体措施如下：一是保持室内空气流通，加强禁烟力度。外出戴口罩，不要到人群多的地方。二是预防感冒。三是注意保暖并加强耐寒锻炼。

（2）坚持规律用药：无论是急性发作期或是缓解期都要坚持规律用药，听从医生的建议。若在缓解期自行停药，可导致慢阻肺反复发作，甚至使病情加重，严重的会引起各种并发症。

（3）加强呼吸功能锻炼：慢阻肺患者因肺过度充气，再加上营养不良、缺氧或肺部感染等因素，使得呼吸负荷加重，呼吸肌疲劳。可通过呼吸肌锻炼，改善呼吸肌的耐力。

（4）坚持氧疗：当患者的血氧饱和度小于90%或患者感到胸闷、憋喘时应前往医院，进行氧疗。若条件允许，可以买一台制氧机在家吸氧，吸氧流量每分钟1~2升，每天吸15小时，可以减少肺微小血管的痉挛。

（5）饮食管理：首先要安排好进食环境，进食前适当休息，以减少缺氧。平时应少量多餐，以软食为主。其次要给予患者优质蛋白（如鸡蛋、鸭肉、鸡肉等高蛋白食物）、适量脂肪、低碳水化合物饮食。另外要补充适量的维生素A、B、C、E和微量元素；限制钠盐，防止水钠潴留加重肺水肿；避免辛辣、油腻食物及膨化食品。

（6）促进排痰：腕部屈曲，手呈碗形在胸部拍打，或使用机械震动器震动胸部使聚积的分泌物咳出。

另外，简便易行的呼吸操，可以提高呼吸肌的肌力、耐力和呼吸效率，主要有以下三种：

（1）缩唇呼吸：通过鼻子缓慢深吸气直到无法吸入为止→缩唇，如吹口哨那样→保持缩唇姿势缓慢呼气→进行两次呼吸→不用力地将肺排空。

（2）屏气训练：屏气可延长肺内氧气和二氧化碳的交换时间，使更多氧气进入血液。方法为：吸气→屏住呼吸3秒钟→

呼气。

（3）腹式呼吸：腹式呼吸主要是靠腹肌和膈肌收缩而进行的一种呼吸方式。肺气肿患者胸式呼吸效率差，而通过腹式呼吸锻炼，可增大膈肌活动幅度，从而增加肺通气量。做法是：放松双肩→左手置于胸部→右手置于腹部→通过鼻子吸气时腹部膨出→然后缩唇呼气，感觉腹部下陷。每重复三次为一组，每完成一组训练休息两分钟。每天多次重复练习。

34. 什么是类风湿性关节炎？

类风湿性关节炎简称类风关，是一种以关节滑膜炎为特征的慢性全身性自身免疫性疾病，以慢性、对称性、多关节病变为主要临床表现。该病好发于手、腕、足等小关节，也有发生在髋、膝、踝等大关节。滑膜炎持久反复发作，可导致关节内软骨和骨的破坏，关节功能障碍。该病早期有关节红肿热痛和功能障碍等症状，晚期关节可出现不同程度的僵硬畸形，并伴有骨和骨骼肌的萎缩，极易致残。类风关是遗传易感因素、环境因素及免疫系统失调等各种因素综合作用的结果。其可以发生于任何年龄，80% 发病于 35 ~ 50 岁，女性患者约 3 倍于男性。

症状表现：一是早晨起床后关节及其周围有僵硬感，称晨僵。持续时间超过 1 小时者意义较大。二是关节痛往往是最早的表现，最常出现的部位为腕、掌指、近端指间关节，其次是足趾、膝、踝关节等，疼痛的关节往往伴有压痛，受累的关节的皮肤往往有褐色色素沉着。三是关节肿胀，其多因关节腔积液或周围软组织炎症引起。四是关节畸形，多见于较晚期患者，最常见的关节畸形为腕和肘关节强直、掌指关节的半脱位、手指向尺侧偏斜或呈"天鹅颈"样及"纽扣花样"表现。少数患者在关节的隆突部位，如上肢的鹰嘴突、腕部及下肢的踝部等出现皮下小结，坚硬如橡皮。皮下小结不易被吸收，皮下小结的出现常提示疾病处于严重活动阶段。此外，少数患者在疾病活动期有淋巴结及脾肿大表现。眼部可有巩膜炎、角膜结膜炎。心脏受累有临床表现者较少，据尸检发现约35%，主要影响二尖瓣，引起瓣膜病变。肺疾患者的表现形式有多种，如胸膜炎、弥漫性肺间质纤维化、类风湿尘肺病。周围神经病变、慢性小腿溃疡和淀粉样变等也偶可发现。

在治疗上，除药物治疗外，可行理疗，理疗后同时配以按摩，以改进局部循环，松弛肌肉痉挛。而锻炼的目的是保存关节的活动功能，加强肌肉的力量和耐力。在急性期症状缓解消退后，只要患者可以耐受，便要早期有规律地做主动或被动的关节锻炼活动。

在饮食上，要注意合理饮食。类风湿性关节炎患者，常见久病体虚，故饮食不可过量，进食要守时、适量，不可暴饮暴食、饥饿失常。饮食应以清淡为主。膳食应高蛋白、中脂肪、低糖、高维生素、中热量和低盐。少量多餐，少刺激性食物，多吃味佳可口易消化的食物。食用油以色拉油、玉米油、橄榄油、葵花子油和鱼油（不是鱼肝油）为佳。饮食中热卡的分配以早餐30%、午餐40%、下午餐10%、晚餐20%为合适。饮水量应根据病情和个体饮食习惯决定。一般应选择味佳可口、增强食欲的饭菜，以素食为主，饭后食用水果（苹果、葡萄等），饮料以不含任何添加剂的果汁等天然饮料为宜，少饮汽水等易引起胃酸的饮料。可适量选食富含维生素E、C、A、B的食物，如萝卜、豆芽、紫菜、洋葱、海带、木耳、干果（栗子、核桃、杏仁、葵花籽）和草莓、乌梅、香蕉，以及含水杨酸的西红柿、柑橘、黄瓜等。饮食营养应注意全面，不要忌口和偏食。一些食物应限量，但不是忌食。要少食牛奶、羊奶等奶类和花生、巧克力、小米、干酪、奶糖等含酪氨酸、苯丙氨酸和色氨酸的食物，因其能产生致关节炎的介质如前列腺素、白三烯、酪氨酸激酶自身抗体及抗牛奶IgE抗体等，易致过敏而引起关节炎加重、复发或恶化。少食肥肉、高动物脂肪和高胆固醇食物，因其产生的酮体、酸类、花生四烯酸代谢产物和炎症介质等，可抑制T淋巴细胞功能，易引起和加重关节疼痛、肿胀、骨质脱钙疏松与关节破坏。少食甜食，因其糖类易致过敏，可加重关节滑膜炎的发展，易引起关节肿胀和疼痛加重。少饮酒和咖啡、茶等饮料，注意避免被动吸烟，因其都可加剧关节炎恶化。可适量多食动物血、蛋、鱼、虾、豆类制品、土豆、牛肉、鸡肉等富含组氨酸、精氨酸、核酸和胶原的食物。

只要通过积极的治疗，80%上的类风关患者病情能得到缓解，只有少数最终致残。

35. 什么是系统性红斑狼疮？

系统性红斑狼疮是一种多系统损害的慢性自身免疫性疾病，其血清具有以抗核抗体为代表的多种自身抗体。中国病患以女性多见，尤其是 20 ~ 40 岁的育龄女性。在全世界的民族中，汉族人的系统性红斑狼疮发病率位居第二。通过早期诊断和综合治疗，本病的预后较前明显改善。

什么人需要考虑进行系统性红斑狼疮的相关检查？育龄期女性在长期未避孕情况下未怀孕或者异常妊娠（避孕药可诱发狼疮），可以考虑进行系统性红斑狼疮相关检查。育龄期女性出现以下情况可以考虑进行系统性红斑狼疮相关检查：①超过3 个月的关节肿痛，原因不明的肌肉痛，肌肉无力；②长期原因不明的发热；③原因不明的反复口、鼻腔黏膜溃疡；④遇冷或情绪激动时手指出现苍白、麻木或不舒服；⑤面颊部出现持续一个月以上的红斑，主要分布在两颊及鼻梁，而且日晒后加重；⑥近期大量脱发；⑦不明原因的癫痫、痉挛发作；⑧不明原因的心、肺、胸膜或肾脏病变；⑨出现血小板减少、白细胞减少或贫血；⑩尿检异常，尿中有蛋白、红细胞或管型；⑪无诱因的肝功异常，或持续的高球蛋白血症、血浆蛋白下降；⑫原因不明的血沉增快。而系统性红斑狼疮患者中病情缓解期达半年以上者，没有中枢神经系统、肾脏或其他脏器严重损害的，可每日口服剂量低于 10mg 的泼尼松，一般能安全妊娠，并分娩出正常婴儿。

系统性红斑狼疮是否有遗传性？

有资料表明，系统性红斑狼疮患者的第一代亲属中，患系统性红斑狼疮者 8 倍于无系统性红斑狼疮患者的家庭，单卵双胞胎患系统性红斑狼疮的 5～10 倍于异卵双胞胎。然而，大部分病例不显示有遗传性。

系统性红斑狼疮患者的护理：

（1）日常护理：患者在外出时最好避免日晒和紫外线较强的时间，注意保暖，在病情的稳定期还可做适当的保健活动。

（2）饮食调理：①不食用或少食用具有增强光敏感作用的食物，如无花果、紫云英、油菜、黄泥螺以及芹菜等。②蘑菇、香菇等蕈类和某些食物染料及烟草也会有诱发红斑狼疮的潜在作用，尽量不要食用或少食用。③低盐饮食。应用皮质激素或有肾脏损害的患者易导致水钠潴留，引起水肿，应低盐、低糖、低脂饮食，宜吃清淡易消化的食物。④补充钙质，防止糖皮质激素造成的骨质疏松。⑤多食富含维生素的蔬菜和水果，多喝水。

36. 如何预防颈椎病？

颈椎病是由颈椎的退行性病变、发育性颈椎椎管狭窄、慢性劳损（不良的睡眠体位、不当的工作姿势、不适当的体育锻炼）、颈椎的先天性畸形等致使颈椎脊髓、神经根或椎动脉受压，出现一系列功能障碍的临床综合征。颈椎病的临床症状较为复杂，主要有颈背疼痛、上肢无力、手指发麻、下肢乏力、行走困难、头晕、恶心、呕吐，甚至视物模糊、心动过速及吞咽困难等。

我们主要可以从生活方式中预防颈椎病：一是改善与调整睡眠姿态。人每天有 1/3 的时间卧床，睡眠姿势不当会加剧颈椎盘内压力，使颈椎周围韧带、肌肉疲劳，诱发颈椎病。为使颈椎在睡眠中保持正常生理曲线，应注意几点：枕头的高度应适中。枕头的形状以中间低，两端高的元宝形为佳，这种形状枕头的优点是对颈部可起到相对的制动作用。睡眠体位应使胸部、腰部保持自然曲度，双髋、双膝呈屈曲状，使全身肌肉放松。应选择保持脊柱平衡的床铺。二是纠正与改变工作中的不良体位。颈椎退变与颈椎长时间处于屈曲或某种特定体位有密切关系。不良体位会导致椎间盘内压增高从而引起一系列症状。对长时间伏案工作者建议应定期改变头颈部体位，读书写字 30 分钟后应活动颈部，抬头远视半分钟，有利于缓解颈肌紧张，也可消除眼睛疲劳。亦可调整桌面高度与倾斜度。可制作一块与桌面呈 10°～30° 的斜面工作板，伏案工作时能减少颈椎前屈和颈椎间隙内压力。还可采取自我牵引疗法。当颈部感到酸痛或肩背、上肢有放射痛时，可自我牵引颈部改善症状，其方法为：双手十指交叉合拢置于枕颈部，将头后仰，双手逐渐用力向头顶方向持续牵引 10 秒钟左右，连续 3～5 次。三是进行正常的体育锻炼。

37. 如何预防腰椎疾病？

腰椎病是一种常见的疾病，常见于久坐的人。现在的年轻人因工作或生活长期久坐，所以腰椎病越来越年轻化。不良的生活习惯导致腰椎病的病发率上升，所以为预防腰椎疾病，改变生活方式尤为必要。腰椎疾病的预防可以从注意"三姿"做起，即日常生活中注意坐姿、站姿和睡姿的正确。

正确的坐姿：日常工作生活中，如需长时间处于坐位者应该要注意坐姿并增加腿部活动；需站立时，应先将上身前倾，两足向后，使上身力量分布在两足，然后起立。

正确的站姿：日常工作生活中，如需长时间处于站位者应适当使双臂上伸和做蹲体动作，可使腰部骨关节及肌肉得到调节，消除疲劳，延长腰肌耐力。应该尽量避免长时间处于同一体位。

正确的睡姿：由于日常生活中有约三分之一的时间处于睡眠状态，因此保持正确的睡姿对于颈椎疾病的预防至关重要。正确的睡姿应是在硬木板床上，使头颈保持自然仰伸位，膝、髋略屈曲，可使全身肌肉、韧带及关节囊都能获得最大限度的放松与休息。除了仰卧位外，还可以采取侧卧位。此时应该注意：头颈部及双下肢仍以保持自然仰伸位为佳。此外，枕头的选择也是至关重要的，高度应该依据自身状况适当选择；宽度也要适当，颈部不能悬空。

38. 什么是恶性肿瘤？
常见的恶性肿瘤有哪些？

平常所谓的"癌症"，泛指所有的恶性肿瘤。而在医学上，癌是指起源于上皮组织的恶性肿瘤，是恶性肿瘤中最常见的一类。起源于间叶组织的恶性肿瘤统称为肉瘤。恶性肿瘤包括癌与肉瘤。恶性肿瘤在分化程度上分化不好，异型性大；生长速度快；浸润性或外生性生长；常见出血、坏死、溃疡形成等继发改变；可转移；易复发；对机体的影响较大，破坏原发部位或转移部位的组织；恶病质。

常见的恶性肿瘤：①消化系统：食管癌、胃癌、大肠癌、原发性肝癌、胰腺癌、胆囊癌等；②呼吸系统：鼻咽癌、肺癌等；③泌尿和男性生殖系统：肾细胞癌、膀胱癌、前列腺癌、阴茎癌等；④女性生殖系统：子宫颈癌、子宫内膜癌、卵巢癌、乳腺癌等；⑤神经系统：恶性脑膜瘤、恶性神经鞘瘤、神经母细胞瘤等；⑥骨组织：骨肉瘤、软骨肉瘤等；⑦淋巴造血组织：淋巴瘤、白血病等；⑧皮肤软组织：皮肤癌、恶性黑色素瘤等。

39. 肿瘤如何预防及治疗?

肿瘤预防的目的是降低恶性肿瘤的发病率和死亡率，从而减少恶性肿瘤对国民健康、家庭的危害以及对国家医疗资源的消耗，减轻恶性肿瘤导致的家庭和社会的经济负担。恶性肿瘤的病因预防称为一级预防，通过筛查早期诊断肿瘤而提高肿瘤治疗效果称为二级预防。从肿瘤的病因预防来说，有以下这些致瘤因素：

（1）间接化学致癌物质：工厂排出的煤烟和烟草点燃的烟雾。近几十年肺癌的发生率日益增加，与吸烟和大气污染有密切关系。此外，烟熏和烧烤的鱼、肉等食品中也含有间接致癌物质多环芳烃，这可能和胃癌的发病率有一定关系。肉类食品的保存剂与着色剂可含有亚硝酸盐，可能与食管癌的发病率有关。黄曲霉菌广泛存在于霉变的食品中，尤其在霉变的花生、玉米及谷类中含量最多，可能与肝癌的发病率有关。

（2）物理致癌因素：紫外线可引起皮肤鳞状细胞癌、基底细胞癌和恶性黑色素瘤；电离辐射可引起癌症，放射工作者长期接触射线而又缺乏有效防护的，皮肤癌和白血病的发病率较一般人高。

（3）生物致癌因素：主要是病毒，例如近年研究显示，在慢性胃炎和胃溃疡发病中起重要作用的幽门螺旋杆菌与胃的一些肿瘤有关。

肿瘤的预防要注意：①从病因上预防，进行健康宣教，远离致癌环境或者做好防护措施，戒烟；②合理健康膳食，避免食用加工的肉类，限制食用高盐的食物；③限制饮酒；④宫颈癌、肝癌、鼻咽癌、淋巴瘤以及胃癌等的发生与感染因素有关，可以通过接种乙肝疫苗、人乳头瘤状病毒疫苗，洁身自好避免多个性伴侣，远离毒品，从而预防乙肝病毒、人乳头瘤状病毒、艾滋病病毒感染，还要避免不必要的输血和使用血制品以减少感染病毒的风险等。此外还应保持心理健康，要有积极乐观的心态和健康的生活方式，通过定期体检，一方面发现身体存在的异常以及癌症危险因素，通过及时调整、治疗从而降低患恶性肿瘤的风险，另一方面可以实现早发现、早诊断、早治疗，即二级预防。治疗癌前病变也属于二级预防。

肿瘤的治疗有以下几种方式：

（1）手术治疗：适用于早期、中期或局限性肿瘤的根治性治疗，晚期肿瘤的姑息治疗，但是对有转移或扩散的肿瘤疾病是有局限性的。

（2）化学治疗：适用于中晚期肿瘤、转移性肿瘤等，但是化疗药物在治疗的同时常有不同程度的副作用。

（3）放射治疗：适用于区域敏感性肿瘤等，主要用于癌症局部肿块的治疗。

（4）生物学治疗：适用于某些与免疫功能相关的肿瘤、局限性肿瘤等，但是也有一定的毒副作用。肿瘤的治疗在目前看来综合治疗是较好的方案，是目前绝大多数肿瘤治疗的基本原则。根据患者的机体情况、肿瘤的病理情况、肿瘤侵犯的程度和发展趋势，要合理地最大化地运用现有的治疗手段提高治愈率和生存率及生存质量。

40. 为什么老年人容易骨折？

老年人由于身体机能下降，钙质流失，很容易出现骨质疏松。骨质疏松以后，由于种种原因导致摔伤，就很容易诱发骨折。老年人骨骼韧性差、脆性增加、骨质疏松等都是因为缺钙，但是老年人为什么会缺钙？人在 40 岁的时候对于钙物质的吸收会减少，加上老年人钙的摄入量不足，因此老年人才会容易缺钙骨折。一般来说，人到了 20 岁对钙的吸收率就开始下降，到了 30 岁只有 20%，而老年人低于 15%。

如何预防老年人骨折？

老年人首先要预防或延缓骨质疏松的发生。在日常饮食中，老年人应该多吃些富含钙质的食物，如虾皮、豆制品、芝麻、牛奶等。特别是牛奶，含钙量比较高。人们若坚持每天喝一杯牛奶，效果将优于单纯补钙。另外，老年人还应经常进行一些力所能及的体育锻炼。冬季锻炼时最好能与"日光浴"结合起来，如到户外散步，同时接受阳光的照射。这样可促使人体内合成更多的维生素 D。维生素 D 可促进钙质的吸收。老年人还要改掉一些不良的生活习惯，如吸烟、过量饮酒、少动多坐及嗜好低钙饮食等，这些不良习惯都容易诱发骨质疏松症。其次老年人要防止外伤的发生。临床资料表明，跌跤是很多老年人发生骨折最直接的原因。而老年人跌跤并非都发生在冰天雪地的室外。恰恰相反，大多数老年人冬季都在室内活动，因此跌跤也多半发生在室内。所以，老年人要特别注意"室内防摔"。

老年人发生骨折后如何处理？

老年人一旦发生骨折，患者和家属首先不要惊慌。如果患者没有大出血、没有心脑血管疾病，一般不会危及生命，但须做紧急处理。不要随意牵拉骨折部位，以防止损伤血管和神经。应迅速使用夹板固定患者的骨折部位。家属可把两块木板垫上棉布或软毛巾，并用绷带或软绳对患处加以固定。如果不加以固定，可能会引起骨折断端的错位，使那里的神经和血管受到损伤，甚至会造成肢体的麻痹。但是，由于骨折部位常有内出血和不断肿胀的情况，所以对患处的固定不应过紧，否则会压迫血管引起肢体缺血，造成瘀血阻滞。紧急处理之后，应及时将患者送往医院诊治，中途要注意局部保暖。

41. 什么是文明病？

文明病又叫生活方式病，是由于经济的日益发达，现代人生活水平的不断提升，致使人们过多地热爱享受，不注意自己的生活方式，从而引起的疾病。物质丰富了，健康知识却没有跟上来，人们不知道吃什么能够健康，用什么能够漂亮，于是滥吃滥用，从而导致了一些用药物无法治愈的疾病。心脑血管病成为现代疾病的第一杀手，癌症排第二，糖尿病排第三。这三大疾病统称为现代人的文明病。心脑血管疾病已经成为人类死亡率较高的一种病。抽烟者、不运动者，得病几率较大。选择健康的生活方式不仅可以预防文明病，而且有利于提高人们的健康水平，提高生活质量。健康的生活方式包括以下两个方面：

心理方面：①积极参加有益的社会活动、公益活动，陶冶自己的情操；②和家长朋友老师同学聊天叙事；③学会及时地自我安慰、自我鼓励，等等。

日常生活方面：①按时作息，养成早睡早起的好习惯；②坚持体育锻炼；③营养配餐，合理搭配；④拒绝黄赌毒和烟酒，等等。

第四章

农村妇女卫生保健

乡村卫生与保健百问百答

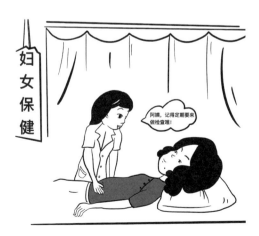

妇女保健

阿姨，记得定期要来做检查哦！

42. 女性生殖器有哪些?

女性生殖系统包括内、外生殖器官及其相关组织。女性外生殖器指生殖器官的外露部分,又称外阴,包括阴阜、大阴唇、小阴唇、阴蒂、前庭、前庭大腺、前庭球、尿道口、阴道口和处女膜。女性内生殖器包括阴道、子宫、输卵管及卵巢。

43. 女性为什么易得阴道炎?

很多婚后的女性长期受阴道炎的影响,严重影响生活质量,那么为什么婚后的女性容易得阴道炎呢? 原因如下:

(1) 性生活:①男性生殖器感染携带病原体,可通过性生活传染女性,进而导致女性阴道炎;②男性包皮过长,包皮垢沉积于包皮内,容易通过性生活进入女性阴道,包皮垢长期刺激会导致女性阴道炎;③频繁性生活使女性阴道长期受到摩擦,导致阴道内膜保护层受到损伤,无法抵御细菌侵入而引起阴道炎。

(2) 不注意阴道卫生:女性不注重阴道卫生,不勤于清洗护理，从而导致细菌滋生并引起阴道炎。

（3）频繁清洗：与（2）相反，过于频繁地清洗阴道，则会损伤阴道的保护膜，从而引发阴道炎。

（4）抵抗力下降：女性感冒或经期的时候，抵抗力下降，这时生殖系统抵抗力很弱，一旦病原体侵入就容易引发阴道炎。

44. 女性阴道炎反复发作的原因有哪些？

很多女性得了阴道炎，因严重影响生活质量而就诊，但却容易出现治疗后反复发作，具体原因如下：

（1）擅自停药：很多患者在用药后感觉症状减轻了，白带正常了，外阴也不痒了，以为是治好了，就不再坚持治疗，这时其实炎症尚未完全消除，还会复发，所以不坚持疗程是阴道炎反复发作的一个很重要的原因。

（2）夫妻未同时治疗：女性患阴道炎后，通过性生活可以将病原体传给丈夫，使男方也成为带菌者。男方如果没有及时治疗，可能会反复交叉感染。

（3）没有对症用药：许多患者在出现白带增多、外阴瘙痒等不适时，没有积极去医院治疗，而是随便去药房买点药。此时擅自用药，治疗没有针对性，而且不规范科学，往往不会缓解症状，而是会加重病情。

（4）清洗方式不正确：比如用肥皂、浴液清洗外阴，或用抗生素、中药等浸浴，导致阴道菌群失去平衡，虽然症状能暂时得到缓解，但是不能从根本上解决问题。

（5）长期使用抗生素：长期使用抗生素，会反复破坏阴道菌群间的制约关系，使细菌生长旺盛。对这类患者应该在服用抗生素的同时或治疗后给予抗菌药物进行预防。

（6）不讲究卫生：不讲究卫生，如将内裤与袜子同洗也是阴道炎反复发作的因素，另外，经常使用不符合卫生标准的卫生巾、卫生纸，也有可能导致阴道炎反复发作。

45. 什么是月经？

女性一旦进入青春期后，就会产生初潮，即月经，又称月经周期。它是指育龄妇女每隔一个月左右，子宫内膜随体内性激素的产生发生周期性剥脱而产生阴道排血的情况。月经周期的长短，取决于卵巢周期的长短，一般为 28 ~ 30 天，但因人而异，也有 21 ~ 40 天，甚至 3 个月或半年为 1 个周期的。

什么样的月经才是正常的？

（1）一般是 3 ~ 5 天。延长至 7 天也不算异常。

（2）一般 28 天左右来一次月经，如果间隔到 21 或 40 天，但只要每个月都差不多也属正常。

（3）月经看上去颜色发暗，不易凝成血块，如果来得特别多，有血块，就要看医生。

（4）开始时期不规则有时也属正常。月经初潮是青春期开始的一个重要标志，由于卵巢功能尚不健全，故初潮后月经周期也无一定规律，须经逐步调整才接近正常，此为正常现象。

由于经期激素水平的变化波动影响，女性会在心理和生理上有一定变化，可能表现为乏力、困倦、劳累、免疫力下降等，同时还可能出现焦躁等情绪波动。对于青春期月经初潮来临时，应做好心理及生理卫生相关辅导，尤其是在农村等卫生条件相对欠缺的地方。

46. 什么是痛经？出现痛经怎么办？

很多女性在月经期的前两天，总是会出现下腹部疼痛、坠胀，伴有腰酸或恶心、呕吐等其他不适，症状严重者可影响生活质量者。这便是痛经，分为原发性和继发性两类，原发性痛经指生殖器官无器质性病变的痛经；继发性痛经指由盆腔器质性疾病，如子宫内膜异位症、子宫腺肌病等引起的痛经。

原发性痛经的表现：① 原发性痛经多见于青春期，常在初潮后 1~2 年内发病。伴随月经周期规律性发作，以小腹疼痛为主要症状。继发性痛经症状基本与原发性痛经相同，由于内膜异位引起的继发性痛经常常会进行性加重。② 疼痛多自月经来潮前两天开始，最早出现在经前 12 小时，以行经第 1 日疼痛最剧烈，持续 2 ~ 3 日后缓解。疼痛常呈痉挛性。一般不伴有腹肌紧或反跳痛。③ 可伴有恶心、呕吐、腹泻、头晕、乏力等症状，严重时面色发白、出冷汗。④ 妇科检查无异常发现。

治疗：痛经在女性中是常见的症状，未婚前痛经可在婚后生育过后消失，除个别情况外，一般可不必治疗。但是痛经的疼痛时间长达 3 天者或影响生活者应当予以治疗。原发性痛经的治疗，主要是对症治疗，以止痛、镇静为主。其一般治疗方法如下：① 重视心理治疗，消除紧张和顾虑。② 要有足够的休息和睡眠及规律而适度的锻炼，要戒烟。③ 疼痛不能忍受时辅以药物治疗。

预防：① 经期注意保暖，避免受寒及经期感冒。② 经期禁食冷饮及寒凉食物。经期禁游泳、盆浴、冷水浴。③ 保持阴道清洁和经期卫生。④ 调畅情志，保持精神舒畅，消除恐惧心理。⑤ 如出现剧烈性痛经，甚至昏厥，应先保暖，再予解痉镇痛剂。⑥ 多喝热牛奶。如每晚睡前喝一杯加一勺蜂蜜的热牛奶可以缓解痛经。⑦ 练习瑜伽，弯腰、放松等动作能松弛肌肉及神经，且体质增强有助改善痛经。⑧ 积极正确地检查和治疗妇科病，月经期应尽量避免做不必要的妇科检查及各种手术，防止细菌上行感染。患有妇科疾病，要积极治疗，以祛除引起痛经的隐患。

47. 反复人工流产有什么危害?

一些处于青春期的女性，因受网络等外界环境的影响、自身青春期体内激素的变化和对性行为的知识理解过少，而容易发生错误的性行为。她们普遍不能正确保护自己，往往会意外怀孕，又不能承担怀孕的后果，只能去做人工流产。但是人工流产，即刮宫，会使子宫内膜变薄，多次刮宫有可能导致继发性不孕不育，甚至在刮宫的时候有发生子宫穿孔及出血的危险。不少哺乳期女性在月经尚未恢复之前，卵巢就先有了排卵，加之哺乳对排卵的抑制作用在产后 3 个月逐渐减弱，如果不注意避孕，便很有可能怀孕。在分娩后，一定要在两年内避免怀孕，尤其是在分娩后的一年之内。否则，一旦在此期间怀孕，子宫在做人工流产手术时容易发生穿孔。

48. 女性青春期会发生什么变化?

女性青春期发育主要体现在生殖器官的发育（卵巢、子宫和输卵管、外阴、阴道）和体态的变化：女性乳房一般在 10 岁左右开始发育，乳房发育是女性青春期发育的第一个体征。在乳房开始发育的前后，同时会出现腋毛与阴毛的发育。毛发的发育同时反映了体内肾上腺开始分泌雌激素。与此同时青春期身高增长较快，可增长 10cm 左右，达顶峰后骨骺愈合，身高停止增长。在雌激素的作用下，女性青春期发育后的臀部、乳房、腰部、下腹部等处脂肪堆积较多，形成丰满的女性体态，到成熟期时，女性脂肪重量为男性的 2 倍。此外，女性在青春期会迎来月经来潮。月经来潮是青春期开始的一个重要标志。女孩进入青春期后，由于垂体分泌促性腺激素，卵巢内的原始卵泡开始发育，在其成熟过程中产生较多的雌激素，随着雌激素水平的增减，子宫内膜会出现剥脱出血，即所谓的月经。

49. 什么是月经不调？

月经不调泛指各种原因引起的月经改变，包括初潮年龄的提前、延后，周期、经期与经量的改变。大多数月经不调都是有原因的，其原因有：①颅内疾患及大脑神经内分泌功能失调；②生殖器官局部的炎症、肿瘤及发育异常；③营养不良、精神压力及饮食习惯不佳等；④肝脏疾病，如乙肝等；⑤血液疾病，如白血病等；⑥某些职业，如长跑运动员容易产生闭经。

50. 什么是更年期综合征？

妇女绝经前后出现的一系列以自主神经系统功能紊乱为主，伴有神经心理症状的一组症候群，便是更年期综合征（围绝经期综合征）。绝经可分为自然绝经和人工绝经两种。自然绝经指卵巢功能降低，导致绝经。人工绝经是指用其他方法（如放射治疗和化疗等）使卵巢失去功能。单独切除子宫而保留一侧或双侧卵巢者，不能称为人工绝经。

围绝经期综合征最典型的表现是潮热、潮红。多发生于45～55岁，可有轻重不等的表现。有人在绝经过渡期已开始表现出围绝经期症状，持续到绝经后2～3年，少数人可持续到绝经后5～10年。人工绝经者往往在手术后2周即可出现围绝经期综合征，术后2个月达高峰，可持续2年之久。

其临床症状主要有两个方面：

（1）月经改变：月经周期改变是最早出现的临床症状。其可分为3种类型：① 月经周期不规则，经期延长，经量增多，然后逐渐减少至停止。② 月经周期延长，经量减少，最后停止。③ 月经突然停止。此症状较少见，易发生子宫内膜癌。因此对于异常出血者，应行诊断性刮宫，排除恶变。

（2）全身表现：潮热、出汗是最突出的特征性表现，可持续1年，甚至5年以上。

51. 为什么要特别注意女性卫生？

很多女性经常会被妇科疾病所困扰。妇科疾病的产生多是女性在日常生活中不注意保持生殖器的卫生导致的。女性在一生中的 5 个重要时期要注意保持生殖器的卫生：①经期卫生。月经期间抵抗力较低，应避免剧烈运动和过度疲劳，禁冷水浴及性交，保持外阴清洁。②孕期卫生。妊娠后应从受孕 3 个月开始定期做产检，特别是有遗传病家族史者，做到早发现、早诊断、早处理。③产期卫生。分娩期应避免产褥期感染，以确保母婴安全。④哺乳期卫生。应注意保持乳房清洁，一般母乳喂养 8～10 个月。同时哺乳期也要注意避孕。⑤更年期卫生。更年期是妇科肿瘤的高发期，应经常做妇科检查。

52. 什么是子宫肌瘤？

子宫肌瘤是女性生殖器官中最常见的一种良性肿瘤。多数患者无症状，仅在盆腔检查或超声检查时发现有子宫肌瘤。其症状与肌瘤的生长部位、速度等关系密切，常表现为：① 子宫出血。以周期性出血多见，可表现为周期缩短、经期延长、经量增多。② 腹部包块（巨大子宫肌瘤）及压迫症状（尿频、尿急、排尿不畅、大便不畅、排便后不适感）。③ 可有下腹坠胀感、腰背酸痛等痛经表现。如突发急性疼痛应及时去医院就诊，防止浆膜下肌瘤发生蒂扭转。④ 白带增多。当有血性或脓性白带时，应警惕子宫或宫颈的黏膜下肌瘤发生溃疡、感染、坏死的可能。⑤ 不孕与流产。⑥ 贫血。⑦ 极少数患者可有红细胞增多症和低血糖的表现，目前认为可能与子宫肌瘤有关。

53. 什么是早期流产？什么是宫外孕？

早期流产是指怀孕 12 周以前发生下腹痛、阴道流血的现象。主要表现为少量阴道流血后出现阵发性下腹疼痛。宫外孕指受精卵在子宫腔外着床发育的异常妊娠过程，以输卵管妊娠（输卵管管腔或周围的炎症）最常见。输卵管妊娠的结局是输卵管妊娠流产或破裂。破裂后表现为急性剧烈腹痛，阴道出血，甚至大出血，需要手术切除病侧输卵管。

54. 什么是不孕症？

不孕症，是指婚后未避孕、有正常性生活、同居 2 年而未曾怀孕的现象，分为原发性不孕和继发性不孕。原发性不孕是指婚后未避孕从未怀孕；继发性不孕是指曾有过怀孕而后未避孕连续 2 年不孕。

（1）女性不孕因素：① 输卵管因素（如输卵管炎症、输卵管发育异常等）。这是不孕症最常见的原因。② 排卵障碍（全身性疾病、颅脑病变、卵巢病变等）。③ 子宫因素（各种原因致孕卵不能着床或着床后早期流产）。④ 宫颈因素（影响精子的活力和进入宫腔的精子数量）。⑤ 阴道因素（阴道狭窄、严重阴道炎症等）。⑥ 免疫因素（抗精子抗体、透明带自身抗体等阻碍精子和卵子的正常结合）。

（2）男性不育因素：① 精液异常（无精、少精、弱精等）。② 精子运送障碍（阳痿、早泄或炎症）。③ 免疫因素（抗精子自身抗体等）。④ 内分泌功能障碍，如甲亢、肾上腺皮质功能亢进、垂体功能减退等。

55. 什么是人工受孕?

人工受孕为人工授精和试管婴儿这两种治疗不孕症的受孕技术的统称。

人工授精(人工受孕),是指将男性精液用人工方法注入女性宫颈或宫腔内,以帮助受孕的方法。人工授精有配偶间人工授精、非配偶间人工授精两种。如果男方年龄大于50岁、精液不正常或泌尿系有炎症,女方生殖器畸形或患其他全身疾病者均不宜做人工授精。人工授精的方法、成功率及其并发症等需咨询专业医生。

试管婴儿并不是真的在试管里长大的婴儿,而是从卵巢内取出几个卵子,在实验室里让它们与男方的精子结合,形成胚胎,然后转移胚胎到子宫内,使之在妈妈的子宫内着床并妊娠。正常的受孕需要精子和卵子在输卵管相遇,二者结合,形成受精卵,然后受精卵再回到子宫腔,继续妊娠。所以试管婴儿可以简单地理解成由实验室的试管代替了输卵管的功能。

56. 发现乳房包块应该怎么办？

乳腺包块中常见的有乳腺增生、纤维腺瘤、炎性病变、恶性肿瘤等。女大学生中以纤维腺瘤常见，质硬，表面光滑，边界清楚，移动性好，有恶变可能。一旦发现应手术切除，但易再发。绝经前女性所患的肿块大部分是乳腺囊性增生和纤维腺瘤，多因激素波动而形成。恶性肿瘤则质硬，边界不清，移动性差，可有乳头溢液（血性），皮肤呈现"橘皮样""酒窝征（皮肤凹陷）""乳头凹陷"甚至皮肤溃烂等表现。一旦发现乳房出现新生包块，应及时就诊。一般来说，医生会采用彩色超声波或钼靶等技术诊断。

57. 什么是宫颈癌？

宫颈癌在女性肿瘤中仅次于乳腺癌和结直肠癌。在发展中国家，宫颈癌位居第二，仅次于乳腺癌。导致其发生的高危因素有：① 性行为。过早开始性生活，多个性伴侣。② 月经及分娩因素。经期卫生差，经期延长，早婚，早育，多产等。③ 性传播疾病所致的宫颈炎症对宫颈的长期刺激。④ 吸烟。吸烟会增加患上宫颈鳞癌的风险。⑤ 长期服用避孕药。口服避孕药 8 年以上会增加患上宫颈腺癌的风险。⑥ 免疫缺陷与抑制。HIV 感染、器官移植术后长期服用免疫抑制药物。⑦ 其他病毒感染。疱疹病毒 Ⅱ 型（HSV – Ⅱ）、HPV 等。众所周知，10% ~ 20% 的宫颈癌与 HPV18 感染有关，2018 年 5 月，HPV 疫苗希瑞适的接种对象年龄延长至 45 岁已获得批准。该疫苗可以最大限度预防 HPV 感染所引发的宫颈癌变。

宫颈癌临床表现的轻重与病情早晚有关，早期多无症状，一般在普查中发现。一般最早出现的症状主要有阴道出血和阴道排液。

（1）阴道出血：最早表现为接触性出血（性交后或双合诊检查后少量出血）。晚期病灶较大时则表现为大量出血。

（2）阴道排液：最初量少，呈白色或淡黄色，无臭味。后逐渐出现排大量米汤样、脓性或脓血性液体，伴恶臭。

（3）晚期症状：可出现尿频、尿急、肛门坠胀、便秘、下腹痛、坐骨神经痛、下肢肿痛、尿毒症甚至恶病质表现（极度消瘦、胃口差、癌性疼痛等）。

58. 哺乳期妇女为什么容易得急性乳腺炎？

很多初为人母的妈妈大都因为新生儿的降临，正处于幸福的快乐时光中，但此时，处于哺乳期的妈妈们，一方面由于身体还没有恢复过来，另一方面由于常见的乳汁淤积或者乳头被婴儿咬破导致细菌入侵，造成哺乳期急性乳腺炎。可有如下表现：乳房胀满、疼痛，哺乳时更甚，乳汁分泌不畅，乳房肿块或有或无，皮肤微红或不红，或伴有发热，食欲欠佳，胸闷烦躁等。

一般治疗：①局部热敷，促进乳汁通畅排出并尽量挤净乳汁。②早期急性乳腺炎的，症状轻微者可不停止哺乳。③有发热的慢性乳腺炎，需就医进行抗感染治疗，并停止喂奶。

预防：避免乳汁淤积，防止乳头损伤，并保持乳头清洁。

59. 什么是性病？怎样预防？

生活中往往有一些人因不洁性行为而染上性病，却因羞于就医或者随便去小诊所等不正规的医疗机构就诊，最终延误病情，直至无药可医，甚至还会导致家人一同感染。其实得了性病并不可怕，只要及时就医，可以通过药物控制甚至治愈病情。性病是指通过性交行为传染的疾病，主要发生在生殖器部位。目前至少有 50 种致病微生物可致性病感染，其中包括梅毒、淋病、软下疳、性病性淋巴肉芽肿、腹股沟肉芽肿、非淋菌性尿道炎、尖锐湿疣、生殖器疱疹、艾滋病、细菌性阴道病、外阴阴道念珠菌病、阴道毛滴虫病、疥疮、阴虱和乙型肝炎等。中国重点防治的有梅毒、淋病、生殖道沙眼衣原体感染、尖锐湿疣、生殖器疱疹及艾滋病。性病主要通过以下几种行为传播：① 性行为传播；② 间接接触传播：毛巾、浴盆、衣服等；③ 血源性传播；④ 母婴传播；⑤ 医源性传播：器官移植等；⑥ 其他途径：蚊虫等。

　　预防：①洁身自好，防止不洁性行为；②正确使用质量可靠的避孕套；③不吸毒，不与他人共用注射器；④出现生殖器可疑症状时应及时到正规医院就诊，积极治疗，避免病情加重，决不能因害羞而去不正规医院随便治疗，危害自己及家人的健康；⑤同时做到夫妻同时治疗，治疗期间避免性生活，需要时使用避孕套；⑥保持清洁卫生；⑦外出旅游尽量选择干净的旅店，避免衣服、洗浴等用品污染。

第五章

农村儿童卫生与保健

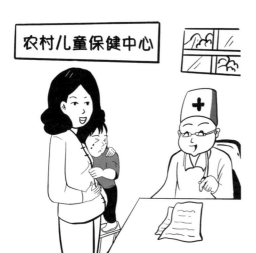

农村儿童保健中心

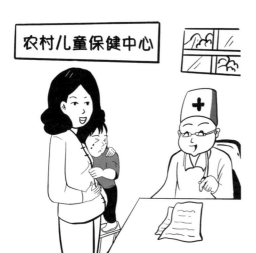

乡村卫生与保健百问百答

60. 什么是偏食？儿童为什么易偏食？偏食的危害有哪些？

　　偏食是婴幼儿喂养困难、营养素缺乏的主要原因。一般表现为不吃某种食物、只吃自己喜欢的饭菜、不愿尝试新的食物和对食物缺乏兴趣等。一般好发于 6 个月至 6 岁各个年龄段的儿童，比例高达 30%。那么儿童为什么会偏食呢？缺锌会导致孩子偏食，建议平时多吃点粗粮，因为粗粮含锌量高，对肠胃也好。另外，在孩子平时吃饭时要让孩子养成良好的习惯，比如，独立吃饭，专心吃饭（吃饭的时候不要做其他事），不吃或少吃零食，当出现哭闹而拒绝吃饭时，建议家长把孩子放进餐椅不理她（他），饥饿时再进食，获得饱感。慢慢调整孩子不喜欢的食物和喜欢的食物的比例，把不喜欢和喜欢的食物从1：1变为2：1或更多，使不喜欢变为喜欢。儿童偏食易导致营养缺乏症和营养不良。营养缺乏症，可有维生素 A 缺乏症、维生素 B2 缺乏症、维生素 D 缺乏症、碘缺乏症、锌缺乏症、营养性缺铁性贫血等，进而影响小儿生长发育，比如矮小、消瘦、抵抗力下降等。

61. 儿童都需要补钙吗？

为了正确给儿童补钙，父母们首先要弄清楚为何要给儿童补钙，再就是在哪些情况下要补钙和如何正确地补钙。儿童时期是生长发育的关键时期，钙需求量较大。婴儿时期如果缺钙，牙齿生长发育会延迟，导致有些小孩 2 岁多还不长牙齿，骨骼也可变软，严重的可导致软骨症、O 形腿或 X 形腿。这就需要及时而适当地给婴儿补钙。

为什么有些父母已经给孩子补了钙，但孩子仍有缺钙的表现？其原因可能是有些因素影响了钙质的吸收。要正确地给儿童补钙，父母须注意以下几点：① 钙剂不与植物性食物同吃。② 钙剂不与油脂类食物同食。③ 每餐不吃过多的肉、蛋。④ 补钙最好安排在两次喂奶之间。⑤ 一般来说，对四个月以内婴儿而言，母乳可以满足其钙的需要，长到五六个月时需适当增加辅食，补充如奶制品、豆制品等含钙量丰富的食物。一般 2 岁以下的小孩是需要常规补钙的。通常来说，正常饮食中摄取的钙质只有需要量的 2/3，需要每日额外补钙。此外，维生素 D 可以帮助肠道吸收钙，但不可过量，否则会引起中毒。⑥ 多吃钙含量高或能促进钙吸收的食物，例如奶类（人奶、牛奶、羊奶等）、海带、小虾皮、紫菜、菜花、骨头加醋熬的汤、糖醋排骨等。动物肝脏、蛋黄、鱼、肉及豆类含有丰富的维生素 D，可以促进钙的吸收，但食物中的维生素 D 要经过紫外线照射转化，才能被人体利用，所以小儿要适当晒太阳。此外，哺乳妇经常吃含钙多的食物，可提高母乳的含钙量，对婴儿起到补钙作用。⑦ 多吃酸性食物。酸性水果或果汁、乳酸、氨基酸等能促进钙的吸收。⑧ 注意钙磷比例。牛奶喂养的婴儿，应增加含钙高而含磷少的食物，如绿叶蔬菜汤或菜泥、苹果泥、蛋类等。⑨ 钙和锌不能同补，一般先补锌后补钙，间隔 2~3 个小时。具体情况请在医师的指导下进行。

62. 什么是儿童营养不良？会造成哪些危害？

儿童营养不良一般都是由于偏食引起的，如吃得少、肠道消化吸收能力差或者消耗过多所造成的营养不良。除此之外，暴饮暴食或吃得过饱导致营养过剩也属于营养不良。如果不能长期保持营养均衡的健康饮食习惯，将会发生营养不良。营养不良会影响儿童的生长发育，可表现为身材矮小、消瘦甚至水肿。

63. 儿童食物中毒怎么办？

儿童天性活泼好动，好奇心强，故临床中经常遇到儿童因误服各种食物、药物或其他有害物质引起食物中毒的案例。农村地区卫生条件相对较差、食物等储存不当、意识薄弱，加之对儿童监护不到位，很容易发生食物中毒事件，甚至酿成悲剧。如果发生儿童食物或其他中毒事件可以参照以下方法处理：

（1）如为误服药物或食物中毒者，立即催吐、灌肠。如为接触药物或动植物中毒者，需要立即局部清洗、脱离现场、呼吸新鲜空气及吸氧。

（2）口服牛奶、蛋清等包裹毒物以延缓毒物的吸收；应用解毒药物，延缓毒物吸收；适当对症治疗后送附近医院作进一步抢救。

（3）若服用某些有害物质或强酸、强碱性物质，切勿使用催吐或酸碱中和的方法，应立即送往当地医院就诊。

64. 为什么儿童需要接种疫苗？

小儿出生后，从母体带来的抗体逐渐消失，容易感染各种传染病。即使接种过疫苗，经过一定时间后，抗体的量也会逐渐下降，需要多次注射疫苗。所以为了迅速有效地使易感儿童获得牢固的免疫力，需要科学地安排接种对象和时间，避免重种、漏种和错种，对儿童开展有计划的免疫接种。儿童基础免疫是指从儿童出生后开始，根据年龄段、针对不同的幼儿及儿童常见疾病进行免疫的统称。通常在婴儿出生 24 小时之内就开始进行基础免疫，直到 12 岁。因为儿童时期，其免疫力低下，不进行免疫的情况下很容易感染传染病毒，所以从儿童出生开始，就需要对儿童进行基础免疫。

儿童基础免疫时刻表

年龄	卡介苗	乙肝疫苗	脊灰疫苗	百白破疫苗	麻疹疫苗	乙脑疫苗	流脑疫苗	白破二联
出生时	初种	基础 1						
1 月龄		基础 2						
2 月龄			基础 1					
3 月龄			基础 2	基础 1				
4 月龄			基础 3	基础 2				
5 月龄				基础 3				
6 月龄		基础 3						
6～18 月龄						基础 2 针		
8 月龄					初种			

（续表）

年龄	卡介苗	乙肝疫苗	脊灰疫苗	百白破疫苗	麻疹疫苗	乙脑疫苗	流脑疫苗	白破二联
10～22月龄							基础2针	
1～2岁								
1.5～2岁			加强1	加强		加强1		
4岁			加强2		复种			
5岁							加强	
6岁						加强2		加强
7岁								

65. 儿童发热有哪些需要注意的?

发热是指体温超过正常范围（36℃～37.3℃）高限，是小儿十分常见的一种症状。腋表（腋窝体温）如超过37.4℃可认为是发热。在多数情况下，发热是身体对抗病原体的一种保护性反应，是人体正在发动免疫系统抵抗感染的一个过程。体温的异常升高与疾病的严重程度不一定是一致的，但发热过高或长期发热会影响机体各种调节功能，从而影响小儿的身体健康，因此，对确认发热的孩子，应积极查明原因，针对病因进行治疗。

小儿的正常体温可以因性别、年龄、昼夜及季节变化、饮食、哭闹、气温以及衣被的厚薄等因素影响有一定范围的波动。体温稍有升高，并不一定有病理意义。在小儿体温升高时，要注意观察患儿的神态和举止。体温在38℃却神情呆滞的孩子和体温在40℃但仍然顽皮的孩子相比，前者更值得关注。而机体抵抗力低的孩子，纵使患了严重的疾病，很可能也不会发热。

因此，广大的家长朋友们在面对自家孩子发热时，需要注意：①发热只是疾病的一种表现，而不是一种独立的疾病。因此，对小儿发热不能单纯地退热，而应该及时就诊，积极寻找发热的原因，治疗原发病。②高热持续不退的患儿，尤其对既往有高热抽搐史的患儿和高热伴极度烦躁的患儿，需及时就医。

66. 儿童腹泻怎么办?

儿童腹泻的主要特点为大便次数增多（一天3～10次左右）和性状改变（水样便、黏液脓血便等），可伴有发热、呕吐、腹痛等表现。其可由病毒、细菌、寄生虫、真菌等引起，也可由肠道外感染（非肠道感染）、滥用抗生素所致的肠道菌群紊乱、过敏、喂养不当及气候因素引起，是 2 岁以下婴幼儿的常见病。

治疗原则：如病情较轻可继续进食，合理调配，维持营养；如病情较重需立即送往医院就诊。

饮食治疗：① 继续母乳喂养，鼓励进食。② 人工喂养儿年龄 6 个月者给予平日习惯的日常饮食（如粥、面条、烂饭等，可给一些新鲜水果汁或水果以补充钾），避免不易消化食物。③ 腹泻严重或呕吐严重者，可暂禁食4~6 小时，但不应禁水。禁食时间不多于 6 小时，应尽早恢复饮食。

67. 儿童贫血如何处理？

贫血是儿童时期常见的一种症状，按照世界卫生组织标准，当海拔为 0 米（平原地区）时，小儿血红蛋白低限值为：6 个月到 6 岁 110g/L，6 岁到 14 岁 120 g/L，海拔每升高 1000 米，血红蛋白上升4%，低于以上值称为贫血。当患儿的血红蛋白长期低于标准值时，需及时就医，查找病因，并根据医生指导治疗。

根据外周血血红蛋白量和红细胞数，将贫血分为轻、中、重、极重四度，如下表所示：

贫血分度表格

贫血分度	细胞数（×10 的 12 次方/L）	血红蛋白量（g/L）		
		新生儿	<6 岁	>6 岁
轻度	4～3	145～120	110～90	120～90
中度	3～2	120～90	90～60	90～60
重度	2～1	90～60	60～30	60～30
极重度	<1	<60	<30	<30

68. 儿童溺水如何急救？

溺水是人淹没于水或其他液体中并受到伤害的状况。其最终可造成呼吸停止和心脏停搏而死亡。治疗措施：首先找到淹溺的患儿，将其救上岸，有心肺复苏经验者可对心跳呼吸停止

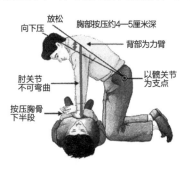

胸外心脏按压示意图

者在现场进行心肺复苏。无心肺复苏经验者可电话求助救护站，在电话指导下进行心肺复苏。胸外心脏按压动作要领如上图所示，按压频率100~120次/分，按压深度5cm，每进行30次按压需口对口人工呼吸2次，人工呼吸前应清除溺水儿童口腔内异物，保持气道通畅。如此操作5个循环后评估溺水者情况。若心跳呼吸未恢复，继续重复以上操作，等待医务人员到来。其中按压过程中力度要适当，避免损伤肋骨、胸骨，及其他器官。

69. 儿童烧伤、烫伤如何紧急处理?

小儿烧伤是指儿童受热力（火焰、热水、蒸气及高温固体）、电能、放射能和化学物质等作用引起的损伤，以开水、火焰和稀饭烧伤为多见。急救措施：① 烫伤后应立即把烫伤部位浸入洁净的冷水中。烫伤后愈早用冷水浸泡，效果愈佳；水温越低效果越好，但不能低于−6℃。用冷水浸泡时间一般应持续半个小时以上。这样经及时散热可减轻疼痛和烫伤程度。② 烫伤不严重的（指烫伤的表皮发红但未起泡），一般可在家中先做处理。用冷开水（或淡盐水）冲洗清洁创面。对发生在四肢和躯干上的创面，可涂上紫草油或烫伤药膏，外用纱布包敷即可。③ 烫伤严重者应立即去医院处理。④开水烫伤后，还可用开水把纯碱化开，化开后用凉水把碱水兑凉，然后用碱水浸泡患处 30 分钟以上，时间越长越好。

注意事项：① 如患儿发烧，局部疼痛加重、流脓，说明创面已感染，应请医生处理。② 对于严重的各种烫伤，特别是头面部、颈部的烫伤，应尽快送医院救治。③ 头面部、颈部的轻度烫伤，经过清洁创面、涂药后，不必包扎，以加快创面修复。

70. 儿童异物进入气管怎么办？

儿童因无法分辨可食用和不可食用的物品，所以当家人不在身旁时，经常会误食异物或者被食物呛到气管（支气管），引起窒息缺氧，如不能及时救治会危及生命。所以，当孩子发生此种情况时，家长们一定不能抱侥幸的心理，决不能自行服用其他物品自救，以免引起其他损伤，一定要第一时间拨打急救电话。尽量不要让孩子平躺，可将孩子的两只脚倒提起来，使孩子的头部朝下，轻轻拍打他的背部，促使孩子将异物咳出来；也可用大拇指顶住孩子的胸廓下部的凹陷处，施以短促有力的撞击。

此外，如果我们做好预防措施，可以大大减少食物卡喉的情况发生。

（1）吃东西时，一定要切成小块，去核，甚至弄碎。食用一些容易卡喉的食物时要特别小心，比如龙眼、花生、瓜子、葡萄、爆米花、硬的或粘的糖果、果冻等，或者尽量避免食用。

（2）吃东西的时候最好安静地坐着吃，不要边走边吃，更不能边玩边吃。

（3）吃东西的时候不要说话，不要笑。

（4）当孩子身边有大量玩具和易误食异物时，要密切注意，避免误食。

71. 儿童咳嗽怎么办？

咳嗽常常见于呼吸道感染性疾病（肺炎、支气管炎、上呼吸道感染等），也见于非呼吸道感染性疾病和全身性疾病。咳嗽是一种保护性反射。因为小儿的呼吸道对各种刺激物（呼吸道分泌物、异物、有刺激性的气体和气味）都非常敏感，所以容易引起咳嗽。咳嗽可帮助清洁呼吸道，保持呼吸道通畅。小儿咳嗽根据病程可分为急性咳嗽（病程少于2周）和慢性咳嗽（持续大于4周）。

（1）急性咳嗽一般见于急性呼吸道感染，一般咳嗽较轻，伴有流涕、打喷嚏、咽痛，也可有精神不佳、胃口稍差等表现，一般可自行痊愈，一周左右可以好转，症状严重者建议及时到医院就诊。

（2）如果出现声音嘶哑或像狗的叫声一样的咳嗽，甚至呼吸困难，且夜间加重，有可能是急性咽喉炎所致，应及时到医院就诊。

（3）如患儿突然出现剧烈呛咳后反复的阵发性咳嗽，并伴有呼吸困难等表现，应考虑气管异物的可能。需在打急救电话的同时进行急救。

（4）如患儿咳嗽稍重，伴有黏痰、喘、口唇发紫、呼吸快、发热、精神不振或哭闹不安、食欲减低等则应注意肺炎的可能，应及时到医院就诊并采取积极的抗感染治疗，以免延误或加重病情。

（5）如咳嗽时有黏痰，伴有喘息较重、呼吸时嗓子有喉鸣或丝丝响声及呼吸困难，则多为毛细支气管炎或儿童哮喘，应及时到正规医院就诊。

72. 儿童不长个子怎么办？

儿童期个子长得慢的原因主要是生长发育迟缓，指的是在生长发育过程中出现速度减慢或停止的现象，发病率为 6～8%。目前被认为引起生长发育迟缓的原因有：① 遗传因素：父母身材矮小；② 孕妇因素：母亲怀孕期间的营养、情绪、药物、接受的辐射、环境等可对胎儿的生长发育有很大影响；③ 营养及分配：儿童的营养供给不充足或营养成分不均衡；④ 慢性疾病：如慢性感染、慢性肝病、营养不良、先天性心脏病、先天性肾小管疾病等都可导致儿童生长发育迟缓；⑤ 内分泌疾病：如甲状腺功能减退症、垂体性侏儒症、Turner 综合征（先天性卵巢发育不全综合征）等。

治疗措施：

（1）甲状腺功能减退症：可导致患儿身材矮小，并伴智力障碍，及时对患儿进行药物治疗即可。

（2）垂体性侏儒症：患儿出生时身长、体重可正常，但数个月后躯体生长变缓，多在2~3岁后与同龄儿童差别显著，生长速度极为缓慢，但体态一般匀称，成年后身高不超过130厘米，智力正常，性器官不发育，第二性征缺如。可进行药物治疗或手术治疗。

（3）Turner综合征：因缺一条X染色体，又称为先天性卵巢发育不全综合征。主要表现为身材矮小，一般不超过150厘米，可伴轻度智力障碍，闭经，有特殊面容，第二性征不发育。此种类型为先天性染色体畸形，凡是女孩在儿童期生长缓慢，青春期无月经来潮，应考虑到本病的可能，尽早到正规医院就诊并进行药物治疗。

（4）其他如软骨营养不良、糖原累积症及粘多糖增多症等也可导致生长发育迟缓，前者为常染色体显性遗传性疾病，目前无特殊治疗方法；后两种由酶缺乏引起，可针对病因治疗。

在儿童发育过程中，家长需密切关注其情况，如智力、身高、体重、第二性征等，及时发现问题并及时就诊。现在市场上有吹嘘说打生长激素可促进儿童长高，一般来说，人体内的生长激素是可以满足自身需要的，一般只有患有"垂体性侏儒症"的患者，或者确诊生长发育迟缓，远低于正常同龄儿童的身高时才需借用外源性的生长激素来治病。一句话来说，有病才需要治，不是所有的矮个子都需要打生长激素。

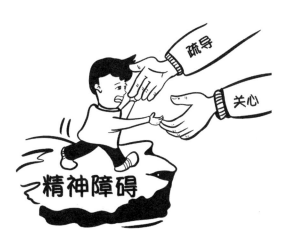

73. 什么是孤独症？

孤独症儿童便是人们常说的"来自星星的孩子"。他们在人际交往、与他人语言交流中存在严重的缺陷。在婴幼儿期，患儿拒绝与父母或其他亲人有眼神交流，对于父母或者其他人的逗乐、亲昵行为缺乏回应。简单来说，一般婴幼儿在母亲哺乳时，会有与母亲的眼神交流及对母亲形成的天然依恋和亲密，而孤独症患儿则缺乏这些情感反应，并且对人的声音缺乏兴趣和回应，对于其他人呼唤自己的名字，似乎充耳不闻，沉浸在自己的世界中难以被打断，反而对一些机械的声音，如闹钟的滴答声、汽车的轰鸣音有兴趣，看到父母或亲近的人时没有期待与家人亲昵的行为，没有期待被亲人抱起的姿势，或被家人抱起时患儿身体僵硬、不愿与人贴近。在幼儿期，患儿仍会回避与他人的眼神交流。与人言语沟通时，没有眼神交流，往往是多问少答，甚至是拒绝言语沟通，对父母没有依恋感，没有情感反应，似乎父母只是日常提供温饱的供养者。患儿也缺乏与同龄儿童交往或玩耍的兴趣，并且不能以适当的交友方式与同龄儿童相处，缺乏与同龄儿童建立伙伴关系的能力，不会与朋友分享快乐，遇到不开心的事情或受到外界伤害时也不会向他人寻求安慰。学龄期后，部分智商发育较高的患儿随着年龄增长及病情改善，对父母、朋友及同胞可能变得友好而有感情回应，但仍明显缺乏主动与人交往的兴趣和行为。另一部分患儿愿意与人交往，但交往方式仍存在问题。他们对与人相处中约定俗成的礼仪缺乏理解，对他人情绪反应缺乏体会和共情，不能根据社交场合的不同而相应地调整自己的社交行为。一部分智商发育较落后的孤独症患儿，则因病情无法完成学业，无法找到工作，长期需要亲人照料，或被送往专门的针对孤独症的职业技能培训学校，学习某种简单的职业技能以养活自己，例如烘焙、制作简单手工艺品等较少需要团队及人际沟通的工作技能。直至成年后，患者仍缺乏与人交往的兴趣和与其年龄段相符合的社交技能，不能建立恋爱关系和结婚。

74. 什么是小儿多动症？

小儿多动症的医学名称为注意力缺陷多动障碍。多动症是学龄期儿童和青少年中最为常见、普遍的心理障碍之一。据报道，国外儿童多动症的患病率约在 5%~10% 之间，而国内的发病率则能达到 10% 以上。据调查发现，男孩的患病率高于女孩，早产儿及以剖宫产方式出生的孩子患多动症的几率较高，可以达到 6% 以上。患有此病的儿童智商基本正常，但却很难完成学校的学习任务、在日常的生活行为方式及情绪调节方面有缺陷，临床上主要表现为上课时注意力不集中、小动作过多、与同学交头接耳，以至于难以有效接受老师在课堂上讲授的知识；而在课余时间，则在班级里过分活跃、不服从学校班级的管理、活动过多、情绪易冲动、容易与同学发生冲突，甚至动手打架。尤其在参加学校日常考试时，患儿答题时容易丢三落四，即使在考试时都容易分神，甚至无法按时完成试卷；在家中，做作业拖沓，需要家长督促及陪伴才能勉强完成作业，所以患儿的学习成绩普遍较差，在家庭及学校日常生活中难以与人相处，常常是家长和老师嘴里"熊孩子"的代表，使家长和教师感到头痛。

75. 什么是精神分裂症？

精神分裂症的临床症状复杂多样，可涉及感知觉、思维、情感、意志行为及认知功能等方面，个体之间症状差异很大，即使同一患者在不同阶段或病期也可能表现出不同症状。

（1）感知觉障碍。精神分裂症可出现多种感知觉障碍，最突出的感知觉障碍是幻觉，包括幻听、幻视、幻嗅、幻味及幻触等，而幻听最为常见。

（2）思维障碍。思维障碍是精神分裂症的核心症状，主要包括思维形式障碍和思维内容障碍。思维形式障碍以思维联想过程障碍为主要表现，包括思维联想活动过程（量、速度及形式）、思维联想连贯性及逻辑性等方面的障碍。妄想是最常见、最重要的思维内容障碍。最常出现的妄想有被害妄想、关系妄想、影响妄想、嫉妒妄想、夸大妄想、非血统妄想等。据估计，高达80%的精神分裂症患者存在被害妄想，被害妄想可以表现为不同程度的不安全感，如被监视、被排斥、担心被投药或被谋杀等，在妄想影响下患者会做出防御或攻击性行为。此外，被动体验在部分患者身上也较为突出，对患者的思维、情感及行为产生影响。

（3）情感障碍。情感淡漠及情感反应不协调是精神分裂症患者最常见的情感症状。此外，不协调性兴奋、易激惹、抑郁及焦虑等情感症状也较常见。

（4）意志和行为障碍。多数患者的意志减退甚至缺乏，表现为活动减少、离群独处、行为被动、缺乏应有的积极性和主动性、对工作和学习兴趣减退、不关心前途、对将来没有明确打算等。某些患者可能有一些计划和打算，但很少执行。

（5）认知功能障碍。在精神分裂症患者中，约85%患者出现认知功能障碍，如记忆、语言、视空间、执行、计算和理解等认知功能受损。认知缺陷症状与其他精神病性症状之间存在一定相关性，如思维形式障碍明显患者的认知缺陷症状更明显，情感淡漠症状明显患者的认知缺陷症状更明显，认知缺陷可能与某些阳性症状的产生有关等。认知缺陷可能发生于精神病性症状明朗化之前（如前驱期），或者随着精神病性症状的出现而急剧下降，或者是随着病程延长而逐步衰退，初步认为慢性精神分裂症患者比首发精神分裂症患者的认知缺陷更明显。

76. 什么是癔症?

癔症在医学中的全名为分离转换性障碍。该病主要是指以精神因素,例如某些不愉快的生活事件为诱发因素,导致患者存在内心冲突、不断接受别人暗示或自我诱导暗示,从而引起易病个体发病的一种精神障碍。癔症的症状是功能性的,即并不能寻找到目前医学检查手段能测定出的明确病因的证据,因此,对于该疾病的治疗主要以心理治疗、认知行为治疗为主。该病治疗后的疗效好,60%~80%患者的症状可在一年内全部消失。癔症的主要表现有分离症状和转换症状两种。

(1)分离性遗忘:表现为突然不能回忆起既往的个人经历。所遗忘内容一般都是围绕不愉快生活事件,并且这一遗忘的表现不能用目前医学检查手段得到的结果来解释。遗忘的核心内容在患者清醒状态下始终不能回忆。

(2)分离性漫游:患者可以伴有自身身份的遗忘,表现为突然的、非计划内的独自外出。这种表现的发生与患者遭受了创伤性或自己无法对抗的生活事件有关。

(3)情感暴发:该表现很多见。通常表现为情感发泄,时哭时笑、不断吵闹,与某些宫廷、言情电视剧中撒泼、情绪失控的演员所表现出的戏剧人物相似。患者发作时可能出现清醒度下降,甚至会表现出冲动毁物、伤人、自伤和自杀行为。

（4）假性痴呆：给人傻呆幼稚的感觉。

（5）双重和多重人格：表现为忽然间的身份改变。比较典型的就是民间说的"鬼怪附体"。

（6）精神病状态：发病时可出现精神病性症状。但此类患者幻觉和妄想的内容丰富多变，并且易受到周围人的暗示。

（7）分离性木僵：精神创伤之后或为创伤体验所触发，出现较深的意识障碍，患者可以在相当长时间维持固定的姿势，仰卧或坐着，没有言语对答和随意动作，对灯光、声音和疼痛刺激没有任何反应，但这种没有反应并不是由于患者所患躯体疾病所导致的。

77. 什么是抑郁症？

抑郁症又称抑郁障碍，主要以显著而持久的心境低落为特征。临床可见情绪与患者当时的处境并不相符，情绪的低落可以整日从闷闷不乐到伤心欲绝；患者自卑、自责、自罪明显，有重度抑郁患者甚至悲观厌世，脑中不断有自杀企图或将自杀的想法予以实施；有部分抑郁患者会表现为木僵，即长时间保持一个固定姿势不动，不语不动，对疼痛等身体刺激没有反应；而部分病例则表现得完全相反，患者有明显的焦虑和运动性激越及情绪失控、大哭大闹等表现；严重者不仅有情感的表现，还可以合并出现幻觉、妄想等精神病性症状。每次抑郁发作持续至少 2 周以上，长者甚或数年。大多数抑郁症患者多会有反复发作的倾向。大部分患者每次抑郁发作时大多数可以缓解，而部分患者则因为有残留症状或转为慢性。

78. 精神病与神经病是一样的吗？

骂人的时候，经常会有人说："你神经病啊？"也会有人说："你精神病啊？"神经病指的是神经系统疾病，常见的有脑出血、脑梗死、脊髓灰质炎、脑瘫、末梢神经炎、帕金森病、脑外伤、癫痫、面瘫等。这些疾病都是因为各种原因导致脑、脊髓、外周神经等神经系统组织受到器质性损害，而引起的神经系统功能障碍。主要症状为麻木、肢体瘫痪、抽搐、肢体运动障碍、意识障碍等，一般思维能力、判断力都是正常的。体格检查会表现出神经定位体征，即神经控制区域感觉运动的异常表现，或其他功能异常。这类疾病通过 CT、肌电图、脑电图、脑血流图、实验室检查及其他检查可以明确病因。

精神病表现为认识、情感、思维意志、动作、行为等心理活动出现持久的明显的异常；不能正常地学习、工作、生活；动作行为难以被一般人理解，显得古怪、与众不同；在病态心理的支配下会出现自杀或攻击、伤害他人的行为；有程度不等的自知力缺陷等。除少部分人继发于器质性疾病，大部分患者不能找到明确的病因，只能靠症状来诊断。

79. 什么是安眠药？

安眠药又名安定。失眠患者合理选用安全的安眠药，在治疗失眠的同时更有利于身体健康，而选用无成瘾性的催眠药和安全性更高的安眠药更能成功治疗失眠，避免患者因为失眠给身体带来严重危害。目前常用于治疗失眠的药物有镇静催眠药（包括巴比妥类、苯二氮卓类、非典型苯二氮卓类）、抗抑郁药、抗组胺药（目前极少用于催眠）和中药。至今为止镇静催眠药已经历前后三代发展。

（1）第一代镇静催眠药物：主要指巴比妥类、水合氯醛、三溴合剂和羟嗪（安泰乐）等。它们对于治疗失眠的疗效有限，需中等剂量的药物才能改善睡眠，并且药物之间相互干扰作用比较大，而加大药物剂量可影响呼吸。

（2）第二代镇静催眠药物：主要是指苯二氮卓类镇静催眠药。该类药物是临床上最常用的一种镇静、催眠和抗焦虑药。该类药物有：甲喹酮、甲丙氨醋、氯氮卓、地西泮、舒必利、三唑仑、咪达唑仑、氟西泮、硝西泮、艾司唑仑、阿普唑仑、劳拉西泮等。其中地西泮（安定）曾经是临床上使用频率最高的药物。此类安眠药的特点是治疗指数高、对身体其他器官毒性低和使用较为安全。至目前为止，它们仍是治疗失眠最常用的药物。尤其苯二氮卓类药能迅速帮助患者入睡，减少夜间醒来的次数，延长睡眠时间和提高睡眠质量，减少做梦。

（3）第三代镇静催眠药物：主要包括唑吡坦、扎来普隆、佐匹克隆。唑吡坦能显著缩短入睡时间，同时能减少夜间觉醒次数，增加总睡眠时间，改善睡眠质量，次晨无明显后遗作用。其极少产生"宿睡"现象，也不影响第二天的精力和大脑的灵活度。一些较安全的第三代安眠药久服无成瘾性，停药后很少产生反跳性失眠，重复应用极少积聚，使用较为安全，已成为治疗失眠症的标准药物，有逐步取代苯二氮䓬类药物的趋势。

80. 什么是焦虑症？

焦虑症又称为焦虑性神经症，是神经症这一大类疾病中最常见的一种，以焦虑情绪体验为主要特征。其主要表现为：无明确客观对象（周围环境中人们认可的值得担心的事情）的紧张担心，坐立不安，还有自主神经功能失调症状，如心悸、手抖、出汗、尿频等，及运动性不安。要注意与正常的焦虑情绪作区分，如焦虑严重程度与客观事实或处境明显不符，或持续时间过长，则可能为病理性的焦虑。

慢性焦虑（广泛性焦虑）表现为：

（1）情绪症状。在没有明显诱因的情况下，患者经常出现与现实情境不符的过分担心、紧张害怕，这种紧张害怕常常没有明确的对象和内容。患者感觉自己一直处于一种紧张不安、提心吊胆、恐惧、害怕、忧虑的内心体验中。

（2）自主神经症状。如头晕、胸闷、心慌、呼吸急促、口干、尿频、尿急、出汗、震颤等躯体方面的症状。

（3）运动性不安。如坐立不安，坐卧不宁，烦躁，很难静下心来。

急性焦虑（惊恐发作）的特点有：

（1）濒死感或失控感。在正常的日常生活中，患者几乎跟正常人一样，而一旦发作时（有的有特定触发情境，如封闭空间等），患者突然出现极度恐惧的心理，体验到濒死感或失控感。

（2）神经系统症状同时出现。如胸闷、心慌、呼吸困难、出汗、全身发抖等。

（3）一般持续几分钟到数小时。该症发作开始突然，发作时意识清楚。

（4）极易误诊。发作时患者往往拨打"120"急救电话，去看心内科的急诊。尽管患者看上去症状很重，但是相关检查结果大多正常，因此往往诊断不明确。发作后患者仍极度恐惧，担心自身病情，往往辗转于各大医院的各个科室，做各种各样的检查，但不能确诊。这既耽误了治疗也造成了医疗资源的浪费。

81. 什么是恐高症？

恐高症又称畏高症。恐高的基本症状就是眩晕、恶心、食欲不振。国外调查资料显示，现代都市人中有91%的人出现过恐高症状，其中10%属临床性恐高。他们每时每刻都要想方设法避免恐高症发作。他们不敢乘透明电梯，更不敢站在阳台上。他们连4楼的高度也受不了，更不用说坐飞机了。恐高症一般分两种。在高处（比如爬山、在悬崖边）恐高，是生理恐高；怕高处的人或事物（比如追求更高更好的东西），见到比自己强的人或是事物自卑退缩，是心理恐高。

82. 什么是老年痴呆？

阿尔茨海默病是一种起病隐匿的进行性发展的神经系统退行性疾病。临床上以记忆障碍、失语、失用、失认、视空间技能损害、执行功能障碍以及人格和行为改变等全面性痴呆表现为特征，病因迄今未明。65岁以前发病者，称早老性痴呆；65岁以后发病者称老年性痴呆。主要表现为：

（1）记忆障碍。老年性痴呆发病最初的症状是记忆障碍，主要表现为近期记忆的健忘，如同一内容无论向他述说几遍也会立即忘记；刚放置的东西就忘掉所放的位置；做菜时已放过盐过一会儿又放一次；刚买下的东西就忘记拿走；刚刚被介绍过的朋友，再次见面时就因忘了他的姓名而出现尴尬的场面。而对过去的、曾有深刻印象的事件，如过去曾经经历过的战争、参加过的某种政治活动、失去的亲人等则记忆较好，即所谓远期记忆保持较好。但是，随着疾病发展，远期记忆也会丧失，会出现错构、虚构及妄想。如把过去发生的事情说成是现在发生的，把几件互不关联的事情串在一起，张冠李戴，甚至会从头到尾地述说一件根本没有发生过的事情。记忆障碍最严重时，表现为不认识自己的亲人，甚至连镜子或照片中的自己都不认识。

（2）对时间和地点的定向力逐渐丧失。例如不知道今天是何年何月何日，不清楚自己在何地，出了家门就找不到家等。

（3）计算能力障碍。轻者计算速度明显变慢，不能完成稍复杂的计算，或者经常发生极明显的错误。严重时连简单的加减计算也无法进行，甚至完全丧失数的概念。

（4）理解力和判断力下降。表现为对周围的事物不能正确地理解，直接影响对事物的推理和判断，分不清主要的和次要的、本质的和非本质的东西，因此不能正确地处理问题。

（5）语言障碍。轻者说话啰嗦、内容重复、杂乱无章，重者答非所问，内容离题千里，令人无法理解。他们或经常自言自语，内容支离破碎，或缄默少语，丧失阅读能力。

（6）思维情感障碍。思维常出现片断性，大事被忽略，琐事却纠缠不清，同时伴有情感迟钝，对人淡漠，逐渐发展为完全茫然而无表情，或小儿样欣快症状突出。有的则出现幻觉，如幻听、幻视等；有的出现片断妄想，如嫉妒妄想、被偷窃妄想、夸大妄想等。

（7）个性和人格改变。多数表现为自私、主观，或急躁易怒、不理智，或焦虑、多疑。还有一部分人表现为性格孤僻，以自我为中心，对周围事物不感兴趣，缺乏热情，与发病前相比判若两人。

（8）行为障碍。早期表现为以遗忘为主的行为障碍，如好忘事、遗失物品、迷路走失等。中期多表现为与思维判断障碍和个性人格改变相关的行为异常，如不分昼夜、四处游走、吵闹不休；不知冷暖、衣着紊乱，甚至以衣当裤、以帽当袜；不讲卫生、不辨秽洁，甚至玩弄便溺；不识尊卑、不分男女，甚至有性欲亢进的倾向。

（9）行动障碍。表现为动作迟缓、走路不稳、偏瘫，甚至卧床不起、大小便失禁、不能自主进食，终至死亡。

83. 如何诊治和预防精神病？

要诊治精神病，首先一定要坚持定期到门诊复查，使医生连续地、动态地了解病情，使患者经常处于精神科医生的医疗监护之下，及时根据病情变化调整药量。通过复查也可使患者及时得到咨询和心理治疗。要特别注意的是，精神病发病初期的症状并不是太明显，但是一旦到了后期就会出现严重的后果，精神病患者发病期间是非常可怕的，他们会做出很多违背常理的行为。所以大家一定要注意自己的身体变化，减轻生活压力，轻松愉快地生活。

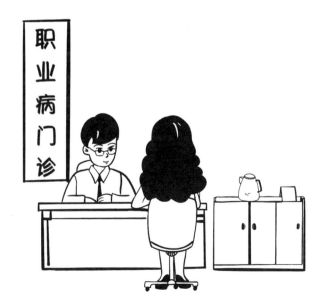

84. 什么叫职业病？是不是所有职业都有职业病？

　　根据《中华人民共和国职业病防治法》规定，职业病是指企业、事业单位和个体经济组织等用人单位的劳动者在职业活动中，因接触粉尘、放射性物质和其他有毒、有害物质等因素而引起的疾病。各国法律都有对于职业病预防方面的规定，一般来说，只有符合法律规定的疾病才能称为职业病。

　　职业病，顾名思义是与自身职业及生产劳动有关的疾病，那是不是所有的职业都会引起疾病？在工作期间出现的感冒、外伤等算不算职业病？中国政府规定，只有某些职业，在生产劳动中，因接触生产中使用或产生的有毒化学物质、粉尘气雾，或因异常的气象条件、高低气压、噪声、振动、微波、X射线、γ射线、细菌、真菌等所引起的疾病以及部分职业由于长期强迫体位操作，局部组织器官持续受压等所引起的疾病才能称为职业病。而且，职业病的诊断应当由省级卫生行政部门批准的医疗卫生机构承担。所以，并不是所有的职业都会有职业病，也不是所有在工作中发生的疾病都能称为职业病。

85. 职业病有哪些特点？

职业病与我们的日常生活息息相关，具备识别职业病的能力是保护自身利益和维持身体健康的必备条件。加深全民对职业病的了解，可预防不良雇主对员工的侵害，避免部分群众因为缺乏对职业病的认知而导致宝贵生命的流逝。职业病的特点如下：

（1）病因特异性：职业病患者必须具有相应职业史或接触史，这是诊断职业病最重要的前提条件，在停止接触特定有害因素后病情可以得到控制或消除。

（2）病因可检测性：在职业病患者的劳动环境中能检测到特定的职业性有害因素。职业病的危害程度一般存在剂量—反应（效应）关系。

（3）发病聚集性：经过一定暴露时间出现职业病的多个职业者通常出现在同一职业性有害因素的接触环境中。但是，因职业者健康状况不同或对有害因素影响的敏感性差异，职业病出现的潜伏期和严重程度存在差异。

（4）疾病可预防性：控制和消除职业性有害因素与采取适当的卫生防护措施可以预防职业病的发生，及早脱离有害因素接触，可以减缓或阻碍职业病病情的进一步发展。

（5）必须是国家公布的职业病分类和目录所列的职业病。

86. 有哪些常见职业病？
什么职业病危害较大？

近年随着职业病患者不断增多，职业病防治刻不容缓，根据最新的《职业病分类和目录》，职业病主要包括以下十大类（132 种）：

（1）职业性尘肺病及其他呼吸系统疾病。有矽肺、煤工尘肺等。

（2）职业性放射性疾病。有外照射急性放射病、外照射亚急性放射病、外照射慢性放射病、内照射放射病等。

（3）职业性化学中毒。有铅及其化合物中毒、汞及其化合物中毒等。

（4）物理因素所致职业病。有中暑、减压病等。

（5）职业性传染病。有炭疽、森林脑炎等。

（6）职业性皮肤病。有接触性皮炎、光接触性皮炎等。

（7）职业性眼病。有化学性眼部灼伤、电光性眼炎等。

（8）职业性耳鼻喉口腔疾病。有噪声聋、铬鼻病等。

（9）职业性肿瘤。有石棉所致肺癌、间皮癌，联苯胺所致膀胱癌等。

（10）其他职业病。有滑囊炎（限于井下工人）、金属烟热等。

87. 职业病可以预防吗?

职业病常常发生于特定的作业人群中。在接触相同职业危害因素的人群中，职业病常有一定的发病率。同种的职业病常有一定的发病部位及相同的病理改变，其临床症状、化验检查所见亦基本相似。控制职业有害因素及其作用条件，可消灭或减少相应职业病。

由于职业病的发病原因比较明确，因此可以预防其发病，最主要的预防措施有如下几点:

(1) 个人层面:加强自身对职业病的认知，保证在工作的同时不损害自身健康;对于部分高危职业，应加强个人防护措施;定期健康体检，早发现、早诊断、早治疗。

(2) 企业层面:消除或控制职业性有害因素发生源;控制作业工人的有害因素接触水平，使其经常保持在卫生标准允许水平以下;提高工人的健康水平，提供个人防护等用具;对接触者实行就业前及定期健康检查。

(3) 社会层面:加强对企业防治措施的检查;建立完善的职业卫生保障制度;充分认识职业卫生工作的重要性，进一步加强对职业病防治工作的领导。

88. 尘肺是灰尘大引起的吗？如何预防？

尘肺是由于在职业活动中长期吸入生产性粉尘（灰尘），并在肺内潴留而引起的以肺组织弥漫性纤维化（瘢痕）为主要特征的全身性疾病。尘肺按其吸入粉尘的种类不同，可分为无机尘肺和有机尘肺。在生产劳动中吸入无机粉尘所致的尘肺，称为无机尘肺。尘肺大部分为无机尘肺。吸入有机粉尘所致的尘肺称为有机尘肺，如棉尘肺、农民肺等。

难道只要工作在灰尘大的环境中就会引起尘肺吗？实则不然，粉尘颗粒有大小之分，直径小于 $5\mu m$（微米）的粉尘才会沉积于肺内，而直径较大的多在鼻黏膜处吸附，不能进入肺内，因此不会导致尘肺。以下列举几种常见的尘肺：

（1）矽肺；（2）煤工尘肺；（3）石墨尘肺；（4）炭黑尘肺；（5）石棉肺；（6）滑石尘肺；（7）水泥尘肺；（8）云母尘肺；（9）陶工尘肺；（10）铝尘肺；（11）电焊工尘肺；（12）铸工尘肺。

在工作中，要预防尘肺需要注意以下几点：

（1）工艺改革、更新生产设备。这是消除粉尘危害的主要途径。

（2）湿式作业。采用湿式碾磨石英、耐火材料，矿山湿式凿岩、井下运输喷雾洒水等作业方式。

（3）密闭抽风除尘。对不能采取湿式作业的场所，应采用密闭抽风除尘办法，防止粉尘飞扬。

（4）接尘工人健康检查。包括就业前和定期健康检查，脱离粉尘作业时还应做脱尘作业检查。

（5）个人防护。佩戴防尘护具，如防尘安全帽、送风头盔、送风口罩等。

89. 如何识别农药中毒？当有农药中毒时如何急救处理？

中国是农业大国，农民百姓在日常劳动中与杀虫剂（农药）的接触较为频繁。因此，在生产生活中，由于农药使用的不规范、不注意，又或是个人情绪原因，因有机磷农药中毒而丧命的案例比比皆是。

有机磷农药中毒是指有机磷农药短时大量进入人体后造成的以神经系统损害为主的一系列伤害，临床表现主要包括急性中毒患者表现的胆碱能兴奋或危象，其后的中间综合征以及迟发性周围神经病。用通俗的话来说就是由于人体不慎摄入过多的农药而导致的一系列症状，主要包括以下几点：①呼吸有大蒜味；②腹痛、恶心、呕吐、食欲减退等消化道症状；③大汗淋漓、言语不清；④头晕、头痛、乏力，甚至昏迷等神经系统症状。

当工作中不慎发生有机磷农药中毒时，首先应将患者搬离中毒现场，避免进一步吸收毒物，加重病情；其次，应立即去除被污染的衣服，并在现场用大量清水反复冲洗，减少皮肤对有机磷农药的吸收；最后，对于意识清醒的口服毒物者，应立即在现场反复实施催吐，而对于意识不清的中毒患者不应在无医疗工作人员的指导下进行催吐，因为意识不清时，患者在催吐过程中易导致误吸，加重病情。有机磷农药中毒在送往医院抢救前的治疗至关重要，如若不做任何处理就直接送患者去往医院，会增加毒物的吸收而加重病情。

90. 布鲁氏杆菌病的诊疗和预防需要注意哪些方面？

布鲁氏杆菌病是一种由布鲁氏杆菌引起的人畜共患的传染病，牛、羊、猪等动物最易感染，引起母畜传染性流产。这种疾病在中国北方、西北、西南等地及农村地区常见。该病多发于从事畜牧养殖工作的人以及兽医，因此也是一种职业病。患者感染后常呈弛张型低热、乏力、盗汗、食欲不振、贫血，有些病例还出现肺部、胃肠道、皮下组织、睾丸、附睾、卵巢、胆囊、肾及脑部感染。可以伴有肝脾淋巴结肿大，多发性、游走性全身肌肉和大关节痛，以后表现为骨骼受累，其中脊柱受累最常见，尤其是腰椎。人得了布鲁氏杆菌病后，布鲁氏杆菌可以侵入人体各个部位，引起各器官组织发生病变，影响劳动力和生活质量，严重的可造成终身劳动力丧失。牲畜患病后，可导致大量母畜不孕、流产。同时，患病的牲畜可造成周围环境污染，使得更多的牲畜患病，造成恶性循环。

布鲁氏杆菌病的传播途径是有以下这些：

（1）经皮肤黏膜接触传染：在饲养、挤奶、剪毛、屠宰以及加工皮、毛、肉等过程中没有注意防护，直接接触病畜或其排泄物、阴道分泌物、娩出物等而感染；也可因间接接触病畜污染的环境及物品而感染。

（2）经消化道传染：食用被病菌污染的食品、水或生乳以及未熟的肉、内脏而感染。

（3）经呼吸道传染：病菌污染环境后形成气溶胶，可发生呼吸道感染。

（4）其他：如苍蝇携带、蜱叮咬等也可传播本病，但几率比较低。

预防控制该病的措施如下：

（1）对饲养的牲畜及时进行疫苗免疫是预防畜间布鲁氏杆菌病最有效、最彻底的方法。

（2）引进牛羊时，一定要搞好检疫。确定牛羊已经得了布鲁氏杆菌病的，就要及时进行淘汰、屠宰，并对病畜用过的棚圈进行严格的消毒、净化。

（3）患布鲁氏杆菌病的羊最常见的表现是流产。对羊流产的胎儿、胎盘，要深埋或焚烧，不能随地丢弃，更不能用手直接去拿。接羔、处理流产胎羔时，要带上橡胶手套，处理完要用消毒剂洗手，并对流产物污染的地方用生石灰或消毒剂进行消毒。

（4）布鲁氏杆菌耐高温，牲畜肉应高温处理，把肉煮到熟透了再吃。

（5）养牛羊、接羔、挤奶时，必须穿工作服，工作服要放在固定的地方，随穿随脱，定时消毒。

91. 哪些工作会容易诱发癌症？

癌症的治疗目前仍是世界难题，对于广大人民群众来说，无不谈癌色变，而人财两空的例子也并不少见。环境因素是引起癌症的主要原因之一，从事以下工种的人需要引起注意，尤其注意工作中保护自己，以免患上癌症。

（1）金属工：将金属加热到非常高的温度对于焊接工人来说非常危险。致癌的罪魁祸首是焊接烟雾，以及接触的辐射和石棉。这些毒素可能会导致肺癌、肾癌和眼部黑色素瘤，以及其他健康问题。

（2）建筑及装修工人：在建房的过程中不可避免地会吸收一些粉尘以及接触一些例如甲醛等的有害物质。

（3）发型设计师：其持续、长久接触的染发剂中含有的有害化学物质，以及用于治疗头发的其他药物容易导致膀胱癌、喉癌以及肺部疾病。

（4）办公室人员：其由于久坐易导致结肠癌和子宫内膜癌（子宫癌）的发病率升高。

（5）飞行员和机组人员：飞行员和机组人员长期处于高空上，会过度暴露在紫外线和宇宙辐射中。因此，其患癌症的风险会进一步增加。这个职业虽然薪水高，但健康风险也很大。他们患有胃痛、脑功能紊乱或甲状腺癌的风险更高。

（6）塑料及皮革相关工作人员：其易接触苯、甲醛等有毒物质，易患白血病、淋巴瘤等。

随着医疗技术的不断革新，目前，癌症的治疗手段众多，其已并非"不治之症"。在日常工作中我们应加强防护，养成良好的工作习惯，少熬夜，提高保健意识，比如勤洗手、勤洗澡、勤换衣服、工作期间带好防护用具（比如口罩），同时注意锻炼，合理饮食，提高机体免疫力。还要定期体检。对于从事高危职业的人群，每年都应进行健康体检，尽量做到早发现。最后，对于预防职业癌症的最好办法就是改善工作环境，加强自我保护。

92. 患上职业病后应如何保护自己的权益？

职业病患者是受到法律保护的，每一个劳动者都应懂得拿起法律武器保护自身的权益。当劳动者怀疑患有职业病时，应当怎样去证实自己的猜想，维护自己的权利？我们应怎样去进行职业病诊断，以及如何申请赔偿？

首先可以在用人单位所在地或者本人居住地，到取得资质认证的职业病诊断机构进行职业病诊断；其次，拿到职业病诊断或鉴定结论后，应去当地行政部门（人力资源和社会保障部门）做工伤认定；再次，在得到工伤认定后，经治疗病情相对稳定后仍存在残疾，影响劳动能力的，应当进行劳动能力鉴定；最后，当所有鉴定都完善后，可向用人单位申请赔偿，维护自己的权益。

93. 职业病被认定工伤后可享有哪些待遇？

由于缺乏对职业病赔偿的认知，部分工人在患有职业病后仅仅被赔付医疗费及部分慰问金，其实，职业病被认定为工伤后还可享有其他的待遇，以下为职业病患者应该享有的待遇：

（1）工伤医疗待遇：住院治疗期间单位应承担患者的交通、食宿、护理及相关费用；

（2）因日常生活或就业需要，经劳动能力鉴定委员会确认可安装假肢等辅助器具的，所需费用从工伤保险基金支付；

（3）需要暂停工作接受工伤治疗的，在停工留薪期内原工资福利待遇不变，但是停工留薪期不超过 12 个月；

（4）根据伤残等级享受相关待遇。

94. 哪些机构有职业病的诊断权？

患职业病的劳动者想要获得赔偿，那么首先就要进行职业病检测，是所有医疗机构都有职业病的诊断权吗？显然不是的，只有在有资质的机构进行职业病检测，其出具的证明才有法律效力。依据国家规定，职业病诊断主要根据《职业病诊断与鉴定管理办法》执行，职业病检测机构必须具备以下条件：

（1）持有《医疗机构执业许可证》；

（2）具有相应的诊疗科目及与开展职业病诊断相适应的职业病诊断医师等相关医疗卫生技术人员；

（3）具有与开展职业病诊断相适应的场所和仪器、设备；

（4）具有健全的职业病诊断质量管理制度。

第八章

农村常见传染病的诊疗和预防

乡村卫生与保健百问百答

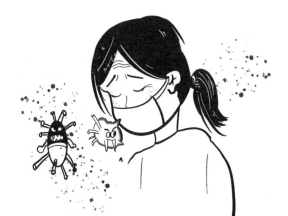

95. 什么是传染病?

　　传染病是由病原微生物通过传播途径进入易感染的人群的个体所引起的一组疾病，其还能在人群中引起流行。传染病在人群中发生或流行是一个复杂的过程，必须具备传染源、传播途径和易感人群三个基本环节。传染病能在人与人、动物与动物、人与动物之间传播。根据研究显示，大多数传染病暴发地区都是农村地区，由于农村地区的医疗条件较差，通信与交通能力较弱，一旦出现传染病，基本无法得到有效的控制和有效的预防，最终导致传染病的暴发。我们必须根据农村地区的特点来预防传染病的发生：一是加强健康宣教，让农村地区的人民认识和了解传染病，提高防范意识，宣教大家养成良好的生活习惯。二是提高农村医疗条件。三是对于农村的公共环境应该加强管理，还要建设好农村地区的基础设施。四是农村大部分传染病的来源都是动物，动物防疫尤为重要，相关部门应该定期检查。

96. 传染病的分类有哪些?

国家将法定的传染病根据其传播方式、速度及对人类危害程度的不同,分为甲、乙、丙三类,实行分类管理。

甲类也称为强制管理传染病,包括:鼠疫、霍乱。

乙类也称为严格管理传染病,包括:传染性非典型肺炎、艾滋病、病毒性肝炎、脊髓灰质炎、人感染高致病性禽流感、麻疹、流行性出血热、狂犬病、流行性乙型脑炎、登革热、炭疽、细菌性和阿米巴性痢疾、肺结核、伤寒和副伤寒、流行性脑脊髓膜炎、百日咳、白喉、新生儿破伤风、猩红热、布鲁氏杆菌病、淋病、梅毒、钩端螺旋体病、血吸虫病、疟疾、人感染 H7N9 禽流感。

丙类也称为监测管理传染病,包括:流行性感冒、流行性腮腺炎、风疹、急性出血性结膜炎、麻风病、流行性和地方性斑疹伤寒、黑热病、包虫病、丝虫病、手足口病,除霍乱、细菌性和阿米巴性痢疾、伤寒和副伤寒以外的感染性腹泻病。

按传染病的类型,还可分为以下五类:

(1) 呼吸道传染病:流行性感冒、肺结核、腮腺炎、麻疹、百日咳等;

(2) 消化道传染病:蛔虫病、细菌性痢疾、甲型肝炎等;

(3) 血液传染病:乙型肝炎、疟疾、流行性乙型脑炎、丝虫病等；

（4）体表传染病：血吸虫病、沙眼、狂犬病、破伤风等；

（5）性传染病：淋病、梅毒、艾滋病等。

97. 传染病的传播途径有哪些？

传染病的传播途径是指病原体自传染源排出后，在传染给另一易感者之前在外界环境中所行经的途径。传染病的传播途径主要有这些：

（1）空气传播：这是呼吸道传染病的主要传播方式，例如流行性感冒、肺结核、腮腺炎、麻疹、百日咳等，包括飞沫传播、飞沫核传播和尘埃传播三种传播途径。

（2）粪口传染：这是肠道传染病的主要传播方式，例如蛔虫病，细菌性痢疾，甲型肝炎等。未处理之废水或受病原沾染物，直接排放于环境中，可能污损饮水、食物或碰触口、鼻黏膜之器具。另外，若如厕后清洁不完全，借由饮食过程可导致食入者感染相关传染病。

（3）血液传染：主要透过血液、伤口的感染方式，将疾病传递至另一个个体身上的过程即为血液传染。

（4）接触传染：分为直接接触传播和间接接触传播两种。直接接触：指在没有任何外界因素参与下，传染源与易感者直接接触而引起疾病的传播，例如性病、狂犬病等。间接接触：

指易感者因接触被传染源排泄物或分泌物所污染的日常生活用品如毛巾、餐具、门把手、电话柄等所造成的传播，故又将此种传播方式称为日常生活接触传播。

（5）垂直传播：指病原体通过母体传给子代的传播，又称母婴传播，一般包括经胎盘传播、上行性传播和分娩引起的传播三种传播。胎盘传播：指受感染孕妇体内的病原体可经胎盘血液使胎儿引起宫内感染，但并非所有感染的孕妇均可引起胎儿感染。上行性传播：病原体经孕妇阴道通过宫颈口到达绒毛膜或胎盘引起胎儿宫内感染。分娩传播：指分娩时引起的传播，即胎儿从无菌的羊膜腔内产出而暴露于母亲严重污染的产道内而引起的传播。

（6）医源性传播：是指在医疗及预防工作中，由于未能严格执行规章制度和操作规程，人为地引起的某种传染病的传播。

98. 什么是病毒性肝炎？如何防治？

病毒性肝炎是指由一组肝炎病毒引起肝脏损害的一类常见的传染病。目前已被证实的引起病毒性肝炎的肝炎病毒有甲型（HAV）、乙型（HBV）、丙型（HCV）、丁型（HDV）、戊型（HEV）及庚型（HGV）。各型病毒性肝炎临床表现相似，急性期以疲乏、食欲减退、肝肿大、肝功能异常为主，部分病例出现黄疸；慢性感染者可症状轻微甚至无任何临床症状。

病毒性肝炎的预防：

（1）管理传染源：对急性甲型肝炎患者进行隔离至传染性消失，慢性肝炎及无症状、HBV、HCV 携带者应禁止献血及从事饮食、幼托等工作，对 HBV 标志阳性肝病患者，要依其症状、体征和实验室检查结果，分别进行治疗和管理指导。

（2）切断传播途径：甲、戊型肝炎重点在于防止粪口传播，加强水源保护和食品及个人卫生，加强粪便管理。乙、丙、丁型肝炎重点在于防止通过血液、体液传播，要加强献血员筛选，严格掌握输血及血制品应用。如发现或怀疑有伤口或针刺感染乙型肝炎病毒的可能时，可应用高效价乙肝免疫球蛋白注射器进行介入性检查治疗，器械应严格消毒，控制母婴传播。

（3）保护易感人群：人工免疫特别是主动免疫为预防肝炎的根本措施，然而有些肝炎病毒（如 HCV）因基因异质性，迄今尚无可广泛应用的疫苗。甲肝疫苗已开始应用，乙肝疫苗已在中国推广并取得较好的效果。乙肝病毒表面抗原阳性孕产妇所生新生儿，应在出生后 24 小时内尽早接种首针乙肝疫苗，同时注射乙肝免疫球蛋白，并按照乙肝疫苗免疫程序完成后续剂次接种。

病毒性肝炎的治疗：应遵从医嘱，进行规范化治疗，切忌自行停药或胡乱吃药。急性肝炎及慢性肝炎活动期时，需住院治疗，卧床休息，合理营养，保证热量、蛋白质、维生素供给，严禁饮酒。恢复期时应逐渐增加活动。慢性肝炎静止期时，可做力所能及的工作，重型肝炎要绝对卧床，饮食中尽量减少蛋白质摄入，保证热量、维生素。应积极进行抗病毒药物治疗和免疫调节药物、护肝药物等治疗。

99. 乙肝患者能和他人接触吗？病毒携带者能结婚吗？

乙肝不会通过空气、消化道或饮食传播。同室工作、交谈、一起进餐不会传染乙肝病毒。接吻也不会传染乙肝，除非消化道和口腔有破损。但建议最好采用公筷和分食。乙肝一般也不会通过握手传染给其他人，除非双方双手都有裂口、有出血。乙肝患者只要在日常生活中把牙刷、牙膏、剃须刀等与他人分开，患有乙肝的妇女注意经期卫生，就不会把乙肝传染给别人。肝功能正常的乙肝表面抗原携带者可以上学、工作，和健康人一样正常生活。

乙肝患者可以结婚和生育，但结婚要掌握正确的方法和时机，最好要在通过治疗将乙肝转为小三阳或单纯乙肝病毒携带者之后才结婚。此外，如果是乙肝患者配偶，必须进行"两对半和肝功能"等检查和接种乙肝疫苗。这是唯一可阻隔乙肝传染的最有效、最经济的方法。如果是 HBsAg 阳性母亲的新生儿，应在出生后 24 小时内尽早注射乙型肝炎免疫球蛋白，最好是在出生后 12 小时内。如果女方是乙肝大三阳或小三阳患者或者男方乙肝病毒指标阳性，注射疫苗可使 95% 以上的新生儿免受乙肝父母的垂直传播。如果乙肝患者原先病情较重，身体不适，经过正规医院的治疗，获得临床治愈，病情稳定一年以上，身体没有任何不适，肝功能始终正常，这时也可以结婚生育。

100. 什么是肺结核？如何防治？

结核病是由结核分枝杆菌引起的慢性传染病，可以发生在身体的任何部位，发生在肺部则称为肺结核。肺结核病在人群中的传播主要是结核病患者，即痰直接涂片阳性者，通过咳嗽、喷嚏、大笑、大声谈话等方式把含有结核分枝杆菌的微滴排到空气中进行的。飞沫传播是肺结核最重要的传播途径，经消化道和皮肤等其他途径传播已罕见。肺结核的共同临床表现有咳嗽、咳痰，部分患者咯血，累及胸膜者可有胸痛。发热为最常见的症状，多为长期的午后潮热，部分患者有乏力、盗汗、食欲减退、体重减轻等表现。易感人群有婴幼儿、老年人、HIV 感染者、免疫抑制剂使用者、慢性病患者等免疫力低下的人群。

肺结核的预防：一是注意通风换气，减少空间微滴的密度是减少肺结核传播的有效途径。减少空间微滴是治愈结核病患者最根本的办法。二是保护易感人群，所有人都需要接种卡介疫苗，但是新生儿进行卡介苗接种后仍需要注意采取与肺结核患者隔离的措施。三是锻炼身体，提高免疫力。在农村，生活贫困、居住拥挤、营养不良等因素也容易导致结核分枝杆菌对机体的影响。

肺结核的化学治疗原则是早期、规律、全程、适量、联合，必要时可行外科手术治疗。

101. 什么是痢疾？如何防治？

痢疾属于中医学名称，西医学中主要是细菌性痢疾与阿米巴痢疾具有传染性。该病在每年的夏秋季多发。痢疾主要通过消化道进行传播。食物、水源或者是生活用品被污染以后，经口进入消化道导致传染，也可通过苍蝇、蚊虫间接传播。急性期痢疾的症状有大便次数增多、腹痛、里急后重、白脓血便等，全身中毒症状有高热、畏寒、头痛、乏力等。

痢疾的预防：控制传染源，切断传播途径。主要是切实把好病从口入这一关卡。要加强水源、食品的卫生管理。注意个人卫生，饭前便后要洗手，不喝生水，不吃腐烂变质的食物，食物用具要消毒，垃圾粪便的管理要无害化。在本病流行期间，多食大蒜有较好的预防效果。

痢疾的治疗：痢疾的治疗要彻底，不能以有无症状作为停止治疗的标准，应该以肠道内病变是否愈合作为停药标准，所以治疗期间应反复查大便，做大便培养。急性期患者要卧床休息，以流食为主，病情好转后可逐渐增加稀饭、面条等，不要过早吃刺激性、多纤维、油腻的食物。慢性期要改善全身营养状况，不要过于劳累，腹部要注意保温，还要锻炼身体增强免疫力等。

102. 什么是艾滋病？艾滋病可以通过蚊虫传播吗？

艾滋病（AIDS）是由人类免疫缺陷病毒（HIV）所引起的危害性极大的传染病。人类免疫缺陷病毒能够破坏人体 T 淋巴细胞进而导致人体丧失免疫功能，丧失免疫功能的人体极易感染各种疾病或发生恶性肿瘤。该病发病以青壮年较多，发病年龄80% 在18～45 岁，即性生活活跃的年龄段，但是老年艾滋病患者在逐年增多。目前尚无证据能证明艾滋病可以通过蚊虫传播，因为艾滋病病毒离开人体后是非常脆弱的。

HIV 感染者的体液，包括血液、精液、乳汁、阴道和宫颈的分泌液、羊膜囊液、泪液、唾液等有 HIV 的存在，当直接接触这些体液时，HIV 可能会传播。现在尚未有泪液、唾液传播 HIV 的报道。性传播是艾滋病传播最常见的途径。此外，还有经血传播和母婴传播等途径。

艾滋病期的表现：

（1）原因不明的持续不规则发热至38℃以上，持续超过1个月。

（2）慢性腹泻次数多于3 次/日，持续超过1 个月；6 个月之内体重下降 10% 以上。

（3）反复发作的口腔白念珠菌感染。

（4）反复发作的单纯疱疹病毒感染或带状疱疹病毒感染。

（5）肺孢子虫肺炎（PCP）。

（6）反复发生的细菌性肺炎。

（7）活动性结核或非结核分枝杆菌病。

（8）深部真菌感染。

（9）中枢神经系统占位性病变。

（10）中青年人出现痴呆。

（11）活动性巨细胞病毒感染。

（12）弓形虫脑病。

（13）青霉菌感染。

（14）反复发生的败血症。

（15）皮肤黏膜或内脏的卡波济肉瘤、淋巴瘤。

艾滋病的预防：艾滋病目前尚无有效的疫苗，所以预防尤为重要。要坚持洁身自爱，不卖淫、嫖娼，避免婚前、婚外性行为。严禁吸毒，不与他人共用注射器。不要擅自输血和使用血制品，要在医生的指导下使用血制品。不要借用或共用牙刷、剃须刀、刮脸刀等个人用品。使用安全套是性生活中最有效的预防性病和艾滋病的措施之一。要避免直接与艾滋病患者的血液、精液、乳汁和尿液接触，切断其传播途径。

103. 流感和普通感冒有什么区别？

流感和普通感冒的区别：

（1）普通感冒多数是散发性。普通感冒由一些鼻病毒、副流感病毒、柯萨奇病毒、腺病毒，或者是一些呼吸道合胞病毒等引起，不引起流行。流行性感冒简称流感，是由一种流感病毒引起的疾病，传染性极强，短时间内可在大范围流行，主要通过空气中的飞沫、人与人之间的接触或与被污染物品的接触传播。

（2）普通感冒起病较急，主要表现为打喷嚏、鼻塞、流涕、咽痛，有发热，但是不会特别高。流感的潜伏期（病原体侵入人体至最早出现临床症状的这段时间）多数为 2～4 天，主要表现为高热畏寒，体温可达 39℃～40℃，全身关节肌肉疼痛，还有比较明显的乏力，同时伴有一些呼吸道的症状。

（3）普通感冒一般无并发症。流感会有严重的并发症，例如细菌性肺炎、心脏损害、神经系统损害、并发其他感染等。

（4）普通感冒的治疗一般采取对症支持治疗。流感除对症支持治疗外还需要采取抗流感病毒治疗。

104. 什么是血吸虫病？如何防治？

血吸虫病是由日本血吸虫引起的慢性寄生虫病。血吸虫病患者的粪便中含有的血吸虫活卵，为本病主要传染源。传播途径主要是通过皮肤、黏膜与疫水接触。人与脊椎动物对血吸虫普遍易感。血吸虫的生活史是宿主—钉螺—宿主。血吸虫病可形成肝硬化，临床表现为脾脏巨大、大量腹水积聚导致腹部膨出。中国的日本血吸虫病主要分布于长江流域及以南地区，其中湖南、湖北、江西三省集中了全国 85% 以上的血吸虫病患者。

血吸虫病的预防：消除感染源是非常重要的预防血吸虫病的方法，主要有以下几点。

（1）消灭传染源：治疗患者病畜，加强粪便管理，避免新鲜粪便污染水源。如建造无害化粪池，或粪尿混合加盖贮存，使尿素分解为氨，可以杀死虫卵。粪便中加生石灰或碳酸氢铵也可杀死虫卵。

（2）消灭中间宿主钉螺：灭螺应根据钉螺生态特点和地理条件，因地制宜。可采取改变钉螺滋生环境，结合物理和化学药物灭螺的方法。物理灭螺方法有铲草、火烧、土埋等。化学灭螺药物有氯硝柳胺、五氯酚钠、烟酰苯胺等。

（3）个体防护：尽量避免与疫水接触，如必须在疫水中作业时则须采取防护措施，皮肤涂抹防护药物，如氯硝柳胺或邻苯二甲酸二丁酯油膏、乳剂，或穿防水胶鞋、塑料防护裤等。

血吸虫病的治疗：必须尽快杀死病原体，避免身体各部位的器官损害，以及对症支持治疗。

105. 什么是手足口病？如何防治？

手足口病是由肠道病毒引起的急性传染病，多发生于学龄前儿童，患者和隐形感染者均为传染源，主要通过消化道、呼吸道、密切接触等途径传播。大多数患者症状轻微，以发热和手、足、口腔等部位的皮疹或疱疹为主要症状。少数患者可出现无菌性脑膜炎、脑炎、急性弛缓性麻痹、神经源性肺水肿和心肌炎等，个别重症患儿病情进展快，可导致死亡。

手足口病的预防：

（1）进行健康教育，开展手足口病防治知识的宣传工作，使 5 岁以下儿童家长及托幼机构工作人员等了解手足口病的临床症状，掌握最基本的预防措施，强调保持良好的个人卫生习惯及环境卫生措施对于有效预防手足口病的重要性。

（2）教导儿童饭前便后、外出回家后要用肥皂或洗手液等洗手；看护人接触儿童前、替幼童更换尿布、处理粪便后均要洗手；婴幼儿的尿布要及时清洗、曝晒或消毒；注意保持家庭环境及托幼机构卫生，居室要经常通风，勤晒衣被；婴幼儿使用的奶瓶、奶嘴及儿童使用的餐具在使用前后应充分清洗、消毒；不要让儿童喝生水、吃生冷食物；本病流行期间不宜带儿童到人群聚集、空气流通差的公共场所。

手足口病的治疗：本病如无并发症，预后一般良好，多在一周内痊愈，主要为对症治疗。

106. 什么是登革热？如何预防登革热？

登革热是一种依靠带有登革热病毒的蚊子传播的急性传染病，典型症状有发热、皮疹、骨及关节剧痛和淋巴结肿大等。在中国，广东省是登革热较为严重的并发地。登革热这个病没有特殊人群会免疫，因此大家都是易感者。登革热一般需要紧急治疗，不然容易出现生命危险。

登革热的预防：

（1）在平时生活中主要的是做好防蚊措施，灭蚊是最主要的预防措施。一定要注意防止蚊虫叮咬，在蚊子较多的时节一早一晚减少外出，最好再接再厉做好防蚊措施，比如挂蚊帐，用纱门、纱窗。

（2）在家里面最好不要留下卫生死角，比如死水、臭水、垃圾等，有的人在家中会养一些水生的观赏植物、观赏鱼等，要注意这些都是蚊虫的繁衍地，最好做到经常更换水。

（3）如果不慎被蚊虫咬伤的得病者需要尽快去医院隔离治疗，主要是因为早期患者自身是带有传染性的，但在经治疗退烧后 1 天左右一般就没有传染性了。

（4）疫区的儿童在出门上学前，需要注意尽量穿长衣长裤，同时在节假日减少外出，平时涂抹驱蚊水，或者带上驱蚊手环。

107. 什么是"打摆子"？

"打摆子"是疟疾的俗称，是由疟原虫引起的传染性寄生虫病。中医也称正疟、温疟。典型发作者，先是发冷发抖，皮肤起鸡皮疙瘩，面色紫绀；半小时到 1 小时后体温迅速升高，头痛面红，恶心呕吐，全身酸痛，神志模糊，胡言乱语；持续4~8 小时后体温下降，全身出汗，部分患者口鼻出现疱疹；日久未治者可并发巩膜黄疸、贫血、肝脾肿大等疾患。

非典型发作者体温可高达 42°C，伴昏迷。恶性发作者会出现剧烈头疼，恶心呕吐，烦躁不安，精神错乱，腹痛腹泻，抽搐昏迷，偏瘫失语等症状。寒冷型者有出汗、体温和血压下降等特征，如不及时抢救则预后不良。

其传播特点如下：

（1）传染源：疟疾患者及带虫者是疟疾的传染源。

（2）传播途径：疟疾的自然传播媒介是按蚊。

（3）人群易感性：人对疟疾普遍易感。

在治疗上：病原治疗的目的是既要杀灭红内期的疟原虫以控制发作，又要杀灭红外期的疟原虫以防止复发，并要杀灭配子体以防止传播。

（1）控制发作。氯喹是目前控制发作的首选药。此外，磷酸咯啶、磷酸咯萘啶等新药也能有效控制疟疾发作。如呈现抗药性，则应选用甲氯喹、青蒿素或联合用药。

（2）防止复发和传播。磷酸伯氨喹（伯氨喹啉）能杀灭红外期原虫及配子体，故可防止复发和传播。

疟疾的预防包括个体预防和群体预防。个体预防是疟区居民或短期进入疟区的个体，为了防蚊叮咬、防止发病或减轻临床症状而采取的防护措施。群体预防主要是对高疟区、爆发流行区或大批进入疟区较长期居住的人群的防护，除包括个体预防的措施外，还要防止传播。

108. 什么是钩端螺旋体病？如何预防？

钩端螺旋体病简称钩体病，是由致病性钩端螺旋体引起的自然疫源性急性传染病。其临床特点为高热、全身酸痛、乏力、球结合膜充血、淋巴结肿大和明显的腓肠肌疼痛。重者可并发肺出血、黄疸、脑膜脑炎和肾功能衰竭等。

其传播特点如下：

（1）传染源：钩体的宿主非常广泛。家畜如猪、犬、牛、羊、马等；野生动物如鼠、狼、兔、蛇、蛙等均可成为传染源。但主要传染源为鼠类、猪和犬。

（2）传播途径：主要通过间接接触传播。病原体通过破损的皮肤或黏膜侵入体内而受染；患钩体病的孕妇可经胎盘传给胎儿；进食被钩体污染的食物，可经消化道感染。

（3）人群易感性：人们对钩体病普遍易感。

钩体病潜伏期为 2～20 日，平均为 10 日，患病后通常会有如下症状：

（1）一般症状：①发热；②肌肉疼痛；③乏力；④眼结合膜充血；⑤小腿（腓肠肌）压痛；⑥表浅淋巴结肿大与压痛，其于发病第 2 日即可出现。

（2）肺出血型：为本病病情最重、病死率较高的一种类型。

（3）黄疸出血型：表现和流感伤寒相似。

（4）脑膜脑炎型：起病后 2～3 日左右，出现剧烈头痛、频繁呕吐、嗜睡、谵妄或昏迷，部分患者有抽搐、瘫痪等表现，颈项强直，克氏征与布氏征均阳性。

（5）肾功能衰竭：各型钩体患者都有不同程度肾脏损害的表现，如尿中有蛋白、红细胞、白细胞和管型，多可恢复正常。

治疗上要注意早期卧床休息，给予易消化饮食，保持体液与电解质平衡。钩体对多种抗菌药物敏感，如青霉素 G、链霉素、庆大霉素、四环素、氯霉素、头孢噻吩等，以及合成的盐酸甲唑醇和咪唑酸酯。国内一般选用青霉素 G 治疗。预防上要注意疫区水源管理，做好动物宿主的消灭和管理，注意个人卫生及防护。

109. 什么是淋病？如何预防？

淋病是由淋病奈瑟菌（简称淋球菌）引起的以泌尿生殖系统化脓性感染为主要表现的性传播疾病。其发病率居中国性传播疾病第二位。淋病多发生于性活跃的青年男女。

淋病患者主要有以下分类：

（1）男性急性淋病：潜伏期一般为 2 ~ 10 天，平均3 ~ 5 天。开始时表现为尿道口灼痒、红肿及外翻，排尿时灼痛，伴尿频，尿道口有少量黏液性分泌物。数天后，尿道黏膜上皮发生多数局灶性坏死，产生大量脓性分泌物，排尿时刺痛，龟头及包皮红肿显著；尿道中可见淋丝或血液，晨起时尿道口可结脓痂，并伴轻重不等的全身症状。

（2）女性急性淋病：感染后开始时症状轻微或无症状，一般经3 ~ 5 天的潜伏期后，相继出现尿道炎、宫颈炎、尿道旁腺炎、前庭大腺炎及直肠炎等，其中以宫颈炎最常见。70% 的女性淋病患者存在尿道感染。淋菌性宫颈炎亦常见，多与尿道炎同时出现。

（3）女性慢性淋病：急性淋病如未充分治疗可转为慢性，表现为下腹坠胀、腰酸背痛、白带较多等。

（4）妊娠合并淋病：多无临床症状。患淋病的孕妇分娩时，可经过产道感染胎儿，特别是胎位呈臀先露时尤易被感染，可发生胎膜早破、羊膜腔感染、早产、产后败血症和子宫内膜炎等。

（5）幼女淋菌性外阴阴道炎：外阴、会阴和肛周红肿，阴道脓性分泌物较多，可引起尿痛、局部刺激症状和溃烂。

淋病并不可怕，由于它多为一种性传播疾病，从而使很多患者难以启齿，但是，在出现相关症状的时候一定要及时就诊。对于确诊为淋病的患者，需尽早选用敏感抗生素治疗，同时对于患者配偶或者性伴侣也要进行检查。对于农村地区淋病的预防，一是要进行健康教育，避免非婚性行为。二是提倡安全性行为，推广使用安全套。三是注意隔离消毒，防止交叉感染。四是认真做好患者性伴侣的随访工作，及时进行检查和治疗。五是做好孕妇及新生儿检查以及高危人群的筛查。

110. 什么是梅毒？如何预防？

梅毒是由苍白（梅毒）螺旋体引起的慢性、系统性性传播疾病。主要通过性途径传播，临床上可表现为一期梅毒、二期梅毒、三期梅毒、潜伏梅毒和先天梅毒（胎传梅毒）等，在中国被列为乙类防治管理的病种。

梅毒患者的皮肤、黏膜中含有梅毒螺旋体，未患病者在与梅毒患者的性接触中，皮肤或黏膜若有细微破损则可得病。极少数可通过输血或其他途径传染。早期梅毒患者是获得性梅毒（后天）的传染源，95％以上是通过危险的或无保护的性行为传染，少数通过接亲吻、输血、污染的衣物等传染。胎传梅毒由患梅毒的孕妇传染，如果是一、二期和早期潜伏梅毒的孕妇，传染给胎儿的几率相当高。

一期梅毒：标志性临床特征是硬下疳。感染梅毒螺旋体后7～60天出现，大多数患者硬下疳为单发、无痛无痒、圆形或椭圆形、边界清晰的溃疡，高出皮面，疮面较清洁，有继发感染者分泌物多。触之有软骨样硬度。持续时间为4～6周，可自愈。

二期梅毒：以二期梅毒疹为特征，可能出现斑疹样、丘疹样、脓疱性梅毒疹及扁平湿疣、掌跖梅毒疹等。其形态多样，且反复发作，不痛不痒。很容易被误认为是皮肤病。

三期梅毒：1/3的未经治疗的显性梅毒螺旋体感染会发生三期梅毒。此时会出现全身关节、心血管、神经系统的损害。

梅毒并不是不可治疗的，要早诊断、早治疗、疗程规则，药物的剂量足够就能够有效杀灭梅毒螺旋体。青霉素，如水剂青霉素、普鲁卡因青霉素、苄星青霉素等为不同分期梅毒的首选药物。对青霉素过敏者可选四环素、红霉素等。部分患者在青霉素治疗之初可能发生吉海反应，可由小剂量开始或使用其他药物加以防止。梅毒治疗后第一年内应每3个月复查血清一次，以后每6个月一次，共3年。神经梅毒和心血管梅毒应终身随访。和淋病一样，对于梅毒的预防首先应该从加强健康宣教及性教育入手，同时做好高危人群的筛查与防治。

111. 什么是麻风病?

麻风是由麻风杆菌引起的一种慢性传染病,主要病变发生在皮肤和周围神经,临床表现为麻木性皮肤损害,神经粗大,严重者甚至肢端残废。本病在世界上流行甚广,中国则流行于广东、广西、四川、云南以及青海等省、自治区。中华人民共和国成立后由于积极防治,本病已得到有效的控制,发病率显著下降。麻风病的传染源是未经治疗的麻风患者,其中多菌型患者皮肤黏膜含有大量麻风杆菌,是最重要的传染源。传染方式主要是直接接触传染,其次是间接接触传染。

中国目前仅有5000多名现症患者,但治愈后留有残疾的患者有12万之多。这些患者主要分布在云南、贵州、四川和广东等地的少数民族地区和边远山区。由于前期的"隔离治疗"(麻风病患者在中华人民共和国成立前深受歧视,一旦发病就常被赶到深山中隔离治疗)、愈后异于常人的面貌和社会上对麻风病惯有的恐惧和歧视,这些治愈后留有残疾的患者,就常常聚居在"麻风病村"中,过着几乎与世隔绝的生活。

目前,麻风病不再像当年那样大流行以及难以治疗,只要早期、及时、足量、足程、规则治疗,就可较快恢复健康,减少畸形、残废及复发的几率。同时对于麻风病还有多药联合,如氨苯矾、氯苯吩嗪、利福平,以及麻风疫苗等多种疗法。麻风病并未成为历史,更不应被忘记。

112. 什么是流行性脑脊髓膜炎（流脑）?

流行性脑脊髓膜炎（简称流脑）是由脑膜炎球菌引起的急性化脓性脑膜炎。临床上主要表现为突起高热，头痛、呕吐、皮肤黏膜瘀斑以及脑膜刺激征阳性，脑脊液呈化脓性改变。部分患者病情进展迅猛，早期即发生休克、出血，病死率高。

疾病传染源为患者和带菌者。病菌通常借咳嗽、喷嚏等由飞沫直接向空气传播，进入未患病者呼吸道而感染。婴幼儿及青少年患病率最高，但新生儿少见。病后可获持久免疫力。其传播有一定季节性，冬春季发病较多，11~12月开始上升，3~4月达高峰，5月开始下降。而且中小城市及乡镇发病率高。流脑的基本病变是血管内皮损害，小血管和毛细血管内皮肿胀、坏死和出血，病变以软脑膜为主，主要在大脑两半球表面及颅底，所以可出现脑神经的损害。这种伤害甚至为永久性的。通常医院会通过脑脊液的病理学检查确诊。

流脑疫苗现为国家免疫规划一类疫苗，由政府提供免费接种，适用于6月龄~2岁儿童。接种疫苗后并不意味着终生都不会患病，对2岁以上儿童，A群和C群多糖疫苗有85%~100%的短期效果，A+C群多糖疫苗则可提供至少3年的保护作用，但对2岁以下儿童的保护作用较短暂。补偿选择是接种A+C群结合疫苗，此种疫苗对2岁以下宝宝的保护效果更好，保护率可达90%以上。

第九章

农村寻医问诊小知识

乡村卫生与保健百问百答

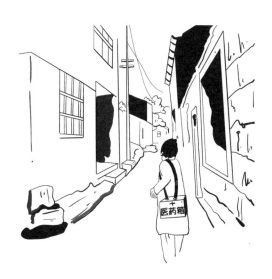

113. 常规体检项目有哪些？

健康体检是所有人都应该了解及关注的。随着生活水平的提高、国家对农村医疗卫生服务的大力支持，以及健康知识的传播，越来越多的农村群众也开始注重身体健康情况，而体检则是一个很基本的保障：一是可以帮助人们了解身体的基本健康状况。二是可以起到健康宣教作用，对于生活习惯差或是亚健康人群，可以根据医师合理的建议改善自己的生活习惯，更好地促进身体健康。三是对于一些特殊人群的疾病可以起到预警作用，帮助及早发现有无疾病隐患，评估患病风险，早期预防疾病发生。常规体检内容如下：

（1）一般形态：主要检查身高、体重、胸围差、腹围、臀围等，还包括评估营养、形态发育等一般情况；

（2）内科：主要检查血压，进行心肺听诊、腹部触诊和检查神经反射等；

（3）外科：主要检查皮肤、淋巴结、脊柱、四肢、肛门、疝气等；

（4）眼科：检查视力、辨色力、眼底和进行裂隙灯检查以判断有无眼疾；

（5）耳鼻喉科：检查听力、耳疾及鼻咽部的疾病；

（6）口腔科：包括口腔疾患和牙齿的检查；

（7）妇科：为已婚女性的检查项目，根据需要行宫颈刮片、分泌物涂片、TCT（超薄细胞学刷片）等检查；

（8）放射科：进行胸部透视，必要时加拍 X 光片；

（9）检验科：包括血尿便三大常规、血生化（包括肝功能、肾功能、血糖、血脂、蛋白等）、血清免疫、血流变、肿瘤标志物、激素、微量元素等检查；

（10）辅诊科：包括心电图、B 超（肝、胆、胰、脾、肾、前列腺、子宫、附件、心脏、甲状腺、颈动脉）、TCD（经颅多普勒超声检查，判断脑血管的血流情况）等检查。

除常规检查项目外还有一些特殊体检项目，例如颈椎正侧位：了解颈椎情况；妇科常规（已婚）：用于鉴别妇科疾病；女性 B 超：了解女性内生殖器的情况，有无病变；女性阴超：更深入地了解女性内生殖器的情况；脑彩超 TCD：了解脑血管的供血情况；心脏彩超：了解心脏有无器质性病变；骨密度：了解骨质疏松程度。

114. 什么是 B 超？做 B 超要注意什么？

人们在说话或唱歌的时候，我们听到的声音称为声波，它的频率在 50～10000 赫兹（Hz），超过 20000Hz 以上的声波，人耳就不能听见，称为超声波，简称超声。利用超声成像，可以对体内器官进行检查，连贯地、动态地观察脏器的运动和功能；可以追踪病变、显示立体变化，而不受其成像分层的限制。目前超声检查已被公认为胆道系统疾病首选的检查方法。B超对实质性器官（肝、胰、脾、肾等）以外的脏器，还能监测其血液流向，从而辨别脏器的受损性质与程度。

B超检查有相应的检查要求，如要做胃肠等上消化道检查，前一晚要进食易消化食物，检查当日晨禁食禁水，因为饮食或者饱食后检查，胃肠道内会有大量食物及气体存在，从而影响B超检查的准确性。作胆囊超声检查时，前一天要少吃油腻食物，检查前8小时（即检查前一天晚餐后）不应再进食。在做盆腔及妇科检查前要保持膀胱充盈，这是因为尿液可以作为一种良好的介质，有助于腹部B超得到更清晰的结果。同时还要注意，如果同时预约有消化道造影检查及B超检查，应尽量先行B超检查，因为造影剂残留于胃肠内会影响B超的准确性，或者造影后1~2天再进行B超检查。

目前除了传统的B超检查以外，还有彩超检查，其主要作用是超声成像与测量及血流运动信息采集，供临床超声诊断检查使用。其探头可经食道、血管内进行检查，多用于心脏、动静脉血管等的检查。三维及四维超声，多用于产科对于胎儿产前的立体观察，同时用于某些先天性疾病的诊断。

115. 什么是CT检查？CT检查对身体有害吗？

CT检查是目前比较常见的一种疾病检查手段。通俗地讲，

X 射线检查是把人"压缩"成一张纸来观察身体内脏器官等，而 CT 检查则是把人"切成"很多薄片，从断面观察身体器官有无病变。无疑这样的检查更加精确与清晰。相信很多人都有听说过 CT 检查，而且绝大多数人都知道 CT 检查是一种"射线"，对身体有一定损害，也因此有很多人在听到需要做 CT 的时候就直接拒绝，生怕对身体有什么伤害。但其实，如果实际病情需要做 CT 检查，就应该接受检查，而且 CT 检查虽然有一定的风险，但通常情况下并不会造成特别明显的伤害，只要不是频繁、长时间接触到射线，对身体的伤害是很小的。

CT 的射线是一种用人眼看不见，并且察觉不到的射线，它有很强的穿透力，可以穿透身体以及一般物体，甚至一些金属制品也能被穿透。如果在短时间内频繁被其照射，就容易引起白细胞降低，从而出现疲劳乏力、眩晕呕吐等症状。特别是孕妇、新生儿和身体虚弱的患者在照射后很容易出现身体器官出现癌变等不良反应。虽然如此，它的实用性却非常广，特别是对于脑部、心脑血管、身体一些器官等都有不错的诊断效果，所以在需要检查的时候，就不能因为担心 CT 对身体有伤害而抵触，这样不仅不利于医生做判断，也容易让身体病情不能得到准确治疗。

116. 什么是 PET—CT？

通过上述内容，相信大家对 CT 已有所了解。它可以清楚地获得病变的解剖结构信息，但是仅靠结构特点诊断疾病是有局限性的，有些病变的性质，比如肿瘤的良恶性、手术后肿瘤有无复发等，CT 均难以作出准确的判断，不能准确地反映疾病的生理代谢状态。PET—CT 是将正电子发射型计算机断层显像（PET）和 CT 整合在一台仪器上，组成一个完整的显像系统，因而被称作 PET—CT 系统。患者在检查时经过快速的全身扫描，可以同时获得 CT 解剖图像和 PET 功能代谢图像，两种图像优势互补，使医生在了解生物代谢信息的同时获得精准的解剖定位，从而对疾病作出全面、准确的判断。

PET 利用正电子发射体的核素标记一些生理需要的化合物或代谢底物，这些核素我们被称之为"显像剂"。显像剂注射入体内后，通过仪器扫描而获得体内化学影像。它以其能显示脏器或组织的代谢活性及受体的功能与分布而受到临床广泛的重视，也称之为"活体生化显像"。可以说，PET 的出现使得医学影像技术达到了一个崭新的水平，使低创伤性地、动态地、定量地评价活体组织或器官在生理状态下及疾病过程中细胞代谢活动的改变，获得分子水平的信息成为可能，这是目前其他任何方法所无法比拟的。因此，PET 开始逐步应用于临床，已成为对肿瘤、冠心病和脑部疾病这三大威胁人类生命疾病进行诊断和指导治疗的最有效手段。但是 PET—CT 的检查费用相对较昂贵，一次检查费用约为 8000 元。

117. 什么是核磁共振检查？
核磁共振检查需要注意什么？

核磁共振是一种医学影像技术，是将人体置于特殊的磁场中，用无线电射频脉冲激发人体内的氢原子核，引起氢原子核共振，并被体外的接收器收录，经电脑处理获得图像的一种技术。其对人的肝、胆、脾、肾、胰、肾上腺、子宫、卵巢、前列腺等器官有很好的诊断效果。尤其是对颅脑及脊髓病变，核磁共振检查可作出更加精确的诊断。

与其他检查手段相比，核磁共振具有成像参数多、扫描速度快、组织分辨率高和图像更清晰等优点，可帮助医生"看见"不易察觉的早期病变，是肿瘤、心脏病及脑血管疾病早期筛查的利器。核磁共振成像（MRI）检查已经成为一种常见的影像检查方式。核磁共振成像作为一种比较新型的影像检查技术，不会对人体健康有影响，没有放射性。但是六类人群不适宜进行核磁共振检查，即安装心脏起搏器的人、眼球内有或疑有金属异物的人、动脉瘤银夹结扎术的人、体内金属异物存留或装有金属假体的人、有生命危险的危重患者、幽闭恐惧症患者等。要注意不能把监护仪器、抢救器材等带进核磁共振检查室。另外，怀孕不到 3 个月的孕妇，最好也不要做核磁共振检查。

118. 什么是基因检测?

基因是具有遗传效应的脱氧核糖核酸（DNA）片段，支持着生命的基本构造和性能，也是决定生命健康的内在因素。谚语中常说的种瓜得瓜、种豆得豆，就是对基因的遗传效应最通俗的理解。它更是人体的一本"出厂说明书"。在人的体细胞内有 23 对染色体，染色体上有 32 亿个碱基对。这 23 对染色体的每一对中，都有一条来自父亲，一条来自母亲。

基因检测是通过分子生物学和分子遗传学的手段，检测出DNA 分子结构水平或蛋白表达水平是否异常，分析各种疾病预警基因的情况，从而使人们能及时了解自己患某种疾病的概率，并及时采取应对手段，达到防患于未然的目的。现代生命科学研究告诉我们，"除外伤以外，一切疾病都与基因有关!"简单地说，只要完完全全弄明白疾病与基因之间的相关性，绝大多数疾病的治疗就能有突破，甚至是重大飞跃。那么基因检测的作用有哪些?

（1）疾病风险预测。了解自身遗传背景，检测与疾病相关的易感基因，预测身体患疾病的风险。

（2）疾病预防。任何疾病都是内因（遗传因素）和外因（环境因素）共同作用的结果，了解内因之后，可以通过外因进行风险规避。例如，通过基因检测和预防性手术，美国乳腺癌发病率下降了70%，结直肠癌发病率下降了90%。

（3）健康管理。基因检测可以指导健康的生活方式的建立，改善不良的生活环境和生活习惯。

（4）医疗指导。基因检测可以有针对性、有方向性地指导临床体检，进行个性化治疗和用药，减少医疗开支，提高治疗效果。例如，基因检测在癌症患者中的运用，能直接指导患者的用药，并且达到最好的治疗效果。

119. 什么是肿瘤标记物检测？

肿瘤标记物，顾名思义，是与肿瘤相关的指标，通常将肿瘤五项检查作为体检时对肿瘤筛查的常规项目。肿瘤五项包含五项肿瘤标记物，一般是指 AFP 甲胎蛋白、CEA 癌胚抗原、CA19—9 糖类抗原、CA125 糖类抗原、CA724 糖类抗原。

肿瘤标记物检测作为血液检查中的一项，已经被很多人所熟知。但是拿到化验结果，化验单上的字母和一些难懂的中文医学词汇，往往却让患者看着发懵。即便是看明白了向上向下箭头，却不知道其所代表的具体含义。现对一些肿瘤标记物作简单解释。

AFP（甲胎蛋白）为肝细胞癌与生殖细胞癌的标记物，能够用于肝癌高危人群随访。AFP 是原发性肝细胞癌早期诊断的一个重要指标，能够在临床症状出现前 6 至 12 个月就给出检查结果。此外，AFP 偏高也可能是生殖细胞肿瘤。

CEA（癌胚抗原）为广谱肿瘤标记物，在结直肠癌当中，CEA 升高与分期有关，同时在乳腺癌、肺癌、胰腺癌及出现癌性胸水时都会明显升高。CEA 可以用于恶性肿瘤术后疗效观察及其预后判断，也能够用于化疗患者的疗效观察。通常来讲，病情好转时血清 CEA 浓度会降低，病情恶化时会升高。手术完全切除者，在术后 6 周 CEA 一般恢复正常，无法完全切除者，一般会持续升高。

HCG（人绒毛膜促性腺激素）是除去正常和异常妊娠检查外，为胎盘滋养细胞肿瘤、生殖细胞肿瘤和睾丸细胞肿瘤提供诊断及辅助诊断的标记物，主要应用于疗效判断和随访。在葡萄胎、绒癌及其生殖系统的恶性肿瘤当中都能见到 HCG 升高，经手术或化疗后降低。因此，其能够作为临床治疗的检测指标。除此之外，HCG 在胃癌、小肠癌、结肠癌、肝癌、支气管癌、乳腺癌和睾丸癌中都存在不同程度的升高。

CA19—9（糖链抗原 19—9）是胰腺癌敏感标记物，在肝胆系癌、胃癌、结肠癌、直肠癌中也会升高。若同 CEA、AFP 联合检测，则对消化道肿瘤的诊断、复发判定效果会更好。与此同时，CA19—9 在卵巢癌、淋巴癌、肺癌、乳腺癌中也有升高。

CA125（癌抗原 125）是卵巢癌标记物，对卵巢癌（特别是浆液性腺癌）的诊断、疗效监测及其复发检测、随访具有很高的参考价值。卵巢癌患者的血清中 CA125 浓度明显升高，已被认为是卵巢癌最为敏感的诊断性指标。术后和化疗后 CA125 浓度会急速下降，但是当复发时，在临床确诊前便会出现

CA125 浓度升高。子宫内膜癌及其他妇科肿瘤也会出现 CA125 的升高，在乳腺癌、胰腺癌、胃癌、肺癌、结直肠癌中也具有一定的阳性率。

值得一提的是，肿瘤标记物升高并不一定患有癌症，其筛查的意义在于提示作用。肿瘤标记物升高也可能受非肿瘤性疾病的影响，例如慢性肝炎、前列腺增生、子宫内膜异位以及服用了某些药物都有可能会干预检查结果。若一次检查结果中发现某些指标轻度升高，不必过于紧张，可以到专科医院找专家进行分析，排除影像检查结果的因素，并在检测后的一两个月进行复查。

120. 为什么要保管好自己的病历记录？

门诊病历对就诊患者来说十分重要，其中包括患者的姓名、性别、年龄、工作单位或住址、门诊号、公（自）费卡号等信息，还包括 X 片号、心电图及其他特殊检查号、药物过敏情况、住院号等信息。

初诊患者病历中包括：现病史、既往史以及与疾病有关的个人史、婚姻状况、月经、生育史、家族史等。体检记录了患者主要阳性体征和有鉴别诊断意义的阴性体征，同时会给出初步确定的或可能性最大的疾病诊断名称。最后，会给予患者相应的处理意见，包括列举所用药物及特种治疗方法，进一步检查的项目，生活注意事项，休息方法及期限，并告知预约门诊日期及随访要求等。

复诊患者则是重点记述前次就诊后各项诊疗结果和病情演变情况；体检时可有所侧重，对上次的阳性发现应重复检查，并注意新发现的体征；补充必要的辅助检查及特殊检查。三次不能确诊的需要转上级医师或上级医院诊疗。

门诊病历的规范极大地方便了医生与患者的需求，门诊病历记录着患者的整个诊疗过程、用药情况、复诊经过，与疾病的发现、进展情况等息息相关。一份完整的门诊病历，是患者的一份财富，也是患者的健康记录本。

随着信息化技术的不断发展，电子病历系统也逐渐普及，这更加方便了患者的就诊，所以患者应当妥善保管好自己的病历记录。

121. 保健品和药品一样吗？

《保健（功能）食品通用标准》将保健（功能）食品定义为："保健（功能）食品是食品的一个种类，具有一般食品的共性，能调节人体的机能，适于特定人群食用，但不以治疗疾病为目的。"保健食品含有一定量的功效成分，能调节人体的机能，具有特定的功效，适用于特定人群。一般食品不具备特定功能，无特定的人群食用范围。但是不同于药品，保健食品不能直接用于治疗疾病，它是人体机理调节剂、营养补充剂。而药品是直接用于治疗疾病。虽然中国对药品广告有严格的监管制度，但不法广告无孔不入、防不胜防。尤其是在广大农村地区，许多保健品打着有治疗各种疾病的神效的幌子，如"有

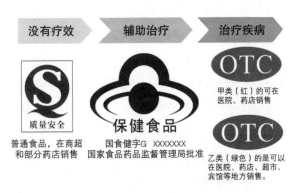

食品、保健食品及药品标示图

病能治病，没病能强身"，骗取群众购买。在某市食药监局发布的"公众十大用药误区"中，"保健食品当药品"位居首位。其原因主要有三点：一是广大农村地区人口众多，居民的科学知识相对缺乏，且老年人口及儿童较多，容易受骗。二是"是药三分毒"的错误观点依然盛行，许多农村朋友都觉得药品吃多了不仅不能治病，反而有害身体，保健食品不是药，还能治病强身。三是许多不法分子抓住了农村地区人多、监管力度薄弱等空隙趁虚而入。保健食品不是药品，没有临床治疗作用，不能代替药品。在广大农村地区，一些老年朋友很容易盲目听从一些保健品商家所宣传的保健品的功效，他们有时甚至将其冒充为药品。所以呼吁广大群众在购买保健食品时要理性，不

要将保健食品当作"救命稻草",必须严遵医嘱、科学用药。擅自停药或用保健食品控制病情,反而会贻误病情。

122. 药物能随便加量或者减量吗？

药品是以治疗疾病为目的的,每一个患者因为各自疾病情况不同,药物使用剂量也不尽相同。在服用药物时一定要严格遵循医嘱,不可自己加量或减量,更不可随便停药。生活中不乏这样随意加减药量和停药的例子,最终引起严重后果。

以下类别药品,须严格按照医嘱使用,不可擅自加减量甚至停药:

(1)糖尿病药:胰岛素依赖型糖尿病患者,如忘记用药或减量过大、过快,可引起血糖显著增高,诱发高渗性糖尿病昏迷及糖尿病酮症酸中毒而危及生命。

(2)抗甲状腺药:如甲巯咪唑、丙硫氧嘧啶等。突然停药可致甲状腺危象(高热虚脱、心力衰竭、水电解质代谢紊乱)及反跳性血液高凝状态,严重的可形成血栓。

(3)抗高血压药:如可乐定、氯压胍、胍环定等。在血压降至正常之后突然停药,血压可在短期内急剧回升,甚至达到或超过治疗前的水平,严重者可发生高血压危象、脑出血。为预防停药反应,患者未经医师许可,不能突然停药。

(4)抗心绞痛药:冠心病患者发生心绞痛,是由于冠状动脉狭窄突然痉挛引起心肌缺血缺氧所致，而抗心绞痛的药物，如硝本地平、硝酸甘油等，长期服用后猛然中断，可能导致心绞痛加剧甚至心肌梗死及猝死。

（5）镇静安眠药物：长期服用安定、舒乐安定、水合氯醛等药物，骤然停药，就会出现焦虑、兴奋、震颤、肌肉抽搐、头痛、胃肠功能失调、厌食、感知过敏、癫痫发作等症状。

（6）抗生素以及抗结核类药物：许多细菌感染患者用抗生素后，发烧、乏力等感染症状迅速消失，实际上其细菌尚未彻底清除。这时，如果患者以为药到病除而擅自停药，结果会导致病情反复、恶化及细菌耐药性产生，此类药物应遵医嘱按疗程服用。

（7）肾上腺皮质激素类药：如可的松、泼尼松和地塞米松等。长期使用肾上腺激素，可引起肾上腺皮质萎缩和功能不全。骤然停用，可使原疾病复发或恶化，出现"反跳"的现象，甚至发生"肾上腺皮质危象"，表现为恶心、呕吐、低血压、休克等症状。因此，撤药时必须逐渐减量，缓慢停药。

（8）抗癫痫药：如地西泮、氯硝西泮、苯妥英钠等。癫痫需要长期服用抗癫痫药控制症状，症状得到控制后如果突然中断用药，可引起情绪激动、失眠、焦虑、幻觉、多梦、惊厥、抽搐和癫痫发作，甚至出现癫痫持续状态。

（9）抗精神病药：如氯丙嗪、锂盐等。精神分裂症患者在服药期间，即使病情已经稳定，如果突然停药，可能引起精神分裂现象急剧恶化。因此，应用氯丙嗪治疗精神分裂症，应在症状好转后逐渐减量，以巩固疗效和防止复发。

（10）抗抑郁药物：如丙咪嗪、氟西汀、舍曲林等。长期服用此类药物后突然停药，可能出现恶心、呕吐、眩晕、头痛、肌肉痛、焦虑等症状。抑郁症是一种有复发倾向的慢性疾病，如果治疗不充分，复发次数增多，不仅会增加治疗的难度，而且会花费更多的时间和费用。

123. 为什么不能滥用抗生素?

普通感冒发烧多为病毒引起，一般都会在1~2周内自行好转，然而在中国，人们感冒发热之后首先想到的就是"打消炎针，买消炎药"。这些消炎针、消炎药就是我们通常所说的抗生素。在国外，抗生素的使用是相当严格的，而在中国，抗生素存在普遍滥用现象。在农村，抗生素滥用问题尤为突出。滥用抗生素会有以下危害：

（1）毒副作用：抗生素尤其容易产生相应的副作用，应严格遵照医嘱服药，切不可盼复心切，擅自加大抗菌药物（包括抗生素和人工合成的抗菌药）的药量，否则很可能损伤神经系统、肾脏、血液系统。尤其是肝肾功能有异常的患者，更要慎重使用抗生素。需要强调的是，一般来说，轻度上呼吸道感染选用口服抗生素即可，但很多人却选择了静脉输液，这无形中也增加了出现副作用的风险。

（2）过敏反应：多发生在具有过敏体质的人身上，其表现以过敏性休克最为严重。青霉素、链霉素都可能引发过敏反应，其中青霉素最常见也更为严重。过敏反应严重时可能致命。

（3）二重感染：当用抗菌药物抑制或杀死敏感的细菌后，有些不敏感的细菌或真菌却继续生长繁殖，造成新的感染，这就是"二重感染"。这在长期滥用抗菌药物的患者中很多见，因此其治疗困难，病死率高。

（4）产生耐药性：大量使用抗生素会提高致病菌的抗药能力，简单说就是在绝大多数普通细菌被杀灭的同时，还有部分细菌没有被杀死，通过药物的"锻炼"使得它们比之前的细菌更有生命力。很多患者都有这种感觉，以前打针之后症状很快好转，后来打针效果逐渐下降，甚至无效了，这就是因为滥用抗生素导致细菌产生耐药性。"超级细菌"很大程度上就是抗菌药物滥用催生出来的。如果这种情况继续恶化下去，很可能未来会面临感染时无药可用的境地。故使用抗生素一定要有严格的指征，要遵医嘱，不可随意服用。目前国家对抗生素管理越来越严格，因此对抗生素的滥用也起到一定的遏制作用。

124. 为什么被动物抓伤咬伤后要注射疫苗？

狂犬病是狂犬病毒所致的急性传染病，人兽共患，多见于犬、狼、猫等肉食动物，人多因被病兽咬伤而感染。其临床表现为特有的恐水、怕风、咽肌痉挛、进行性瘫痪等。因恐水症状比较突出，故本病又名恐水症。家犬可以没有症状但携带病毒。目前对于狂犬病尚缺乏有效的治疗手段，人患狂犬病后的病死率几近 100%，患者一般于 3～6 日内死于呼吸或循环衰竭。尤其是在农村地区，被动物咬伤抓伤后往往不能引起患者足够重视，最后造成严重后果，故应加强预防措施的实施。

99% 以上的人类狂犬病病例是由犬类感染和传播狂犬病病毒而引起，极小部分是由野生动物（如狐狸、豺、狼、蝙蝠、浣熊、臭鼬和猫鼬）引起。因此，被以上这些动物咬伤或抓伤，建议要及时接种狂犬病疫苗。

啮齿类动物（如花栗鼠、松鼠、小鼠、大鼠、豚鼠、仓鼠）和兔形目动物（包括家兔、野兔等各种兔）不参与狂犬病病毒的流行和传播。所以，被仓鼠、老鼠、兔子咬伤或抓伤，无需接种狂犬病疫苗。另外禽类、鱼类、昆虫等也不会感染和传播狂犬病病毒。

当被有病毒携带可能的动物抓伤、咬伤时候，一定要引起足够警觉，要及时注射疫苗。预防接种对防止发病有积极作用，包括主动免疫和被动免疫。人一旦被咬伤，疫苗注射至关重要，严重者还需注射狂犬病血清。

（1）主动免疫：①暴露后免疫接种，一般被咬伤者在 0 天（第 1 天，即当天）、3 天（第 4 天，以下类推）、7 天、14 天、28 天各注射狂犬病疫苗 1 针，共 5 针。成人和儿童剂量相同。严重咬伤者（头面、颈、手指等多部位 3 处咬伤者或咬伤舔触黏膜者），除按上述方法注射狂犬病疫苗外，应于 0 天、3 天注射加倍量。②暴露前预防接种，对未咬伤的健康者可预防接种狂犬病疫苗，可按 0、7、28 天注射 3 针，一年后加强一次，然后每隔 1~3 年再加强一次。

（2）被动免疫：创伤深广、严重或发生在头、面、颈、手等处，同时咬人动物确有患狂犬病的可能性时，则应立即注射狂犬病血清。因该血清含有高效价抗狂犬病免疫球蛋白，故可直接中和狂犬病病毒，但应及早应用，最好伤后即用，伤后一周再用几乎无效。

125. 为什么有的药物要进行皮试？第二次使用可以不皮试吗？

皮试是皮肤（或皮内）敏感试验的简称，是临床最常用的特异性检查。某些药物在临床使用过程中容易发生过敏反应，如青霉素、链霉素、细胞色素 C 等，常见的过敏反应包括皮疹、荨麻疹、皮炎、发热、血管神经性水肿、哮喘、过敏性休克等，其中以过敏性休克最为严重，甚至可导致死亡。

为了防止过敏反应，特别是严重过敏反应的发生，规定一些容易发生过敏反应的药物在使用前需要做皮肤敏感试验，皮试阴性的药物可以给患者使用，皮试阳性的则禁止使用。这些需要做皮试的药物被称为皮试药物。

需要做皮试的药物分为两种类型：一类是按规定必须做皮试的药物；一类是特定情况下才需要做皮试的药物。必须做皮试的药物还包括两种情况：一种是常规皮试药物，包括青霉素类（注射和口服剂型）、链霉素、结核菌素、破伤风抗毒素血清、盐酸普鲁卡因、细胞色素 C、有机碘造影剂、门冬酰胺酶等。无论其药品说明书中是否说明要做皮试，这些药物在使用前都必须做皮试。另一种是容易过敏，而药品说明书中又要求做皮试的药品（非常规皮试药物），如中诺嘉林（头孢噻酚，力芬也是头孢噻酚）、清开灵（冻干粉针）、益替欣（头孢替唑钠）、糜蛋白酶、维生素 B1 注射液、胸腺肽注射液（过敏体质者需做皮试）等。

另外，做过皮试之后并不意味着以后使用同种药物不需要再次皮试。如果患者输液后停药三天，再重新使用该药，也是要重新做皮试的，因为人体的免疫系统是随着机体的反应不断变化的，不管之前是否出现过敏，之后都有可能过敏。同一个人不同时间、不同状态，对药物的反应都可能不同，所以，只要不是连着使用，都必须重新做皮试。

126. 为什么有的药物不能混在一起吃？

在吃药这个问题上，往往会有两种极端情况出现：一种是患者觉得吃的药越多，效果就越好；另外一种是觉得吃药有害身体，不愿意多吃药。其实针对疾病情况不同，用药也是不同的，有的药物几种一起服用能够最大化发挥效果，达到最好疗效，但是有的药物却不能混吃，因为有的药物混吃会降低药效，甚至增加不良反应发生的可能，以致出现严重的后果。

一个人若身患多种疾病，就得同时服用多种药物，而有些药物联合使用后会在吸收、分布、代谢、排泄等环节上相互影响，从而使药物的疗效减低或不良反应加重。同时使用的药物越多，药物不良相互作用的发生率越高。下面介绍几类生活中常见的不能混吃的药物。

（1）磺胺药和维生素 C 不能一起吃：磺胺药的种类比较多，包括常见的双嘧啶（SD）、百炎净等，如果与维生素 C 一起吃，可能导致在酸性尿中有结晶，形成尿结石。

（2）阿司匹林和消炎痛不能一起用：阿司匹林与消炎痛虽然都是属于抗风湿、退热止痛的药，但它们一起用不仅不能增加效果，还可能对胃肠道产生副作用，使胃出血、胃穿孔的机会增加。

（3）磺胺药与酵母片不能一起用：如果将这两种药一起用，就等于是给细菌提供了很多养分，这样就会抵消磺胺的药效。除此之外，磺胺类药物也不能与乌洛托品、普鲁卡因一起用。

（4）贝母枇杷糖浆、香连片、活络丹不能与咖啡因、氨茶碱、阿托品等一起用：如果把它们混合在一起用可能会导致药物中毒。

（5）利福平、异烟肼和安眠药不能一起用：这几种药物一起用的话可能会导致严重的毒性反应，还可能导致药物性肝炎，严重者甚至还可能导致肝细胞坏死。

第十章

爱国卫生运动

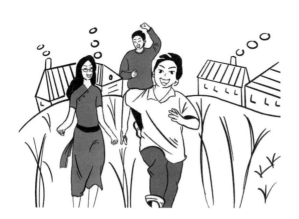

127. 什么是爱国卫生运动？

中国共产党在领导人民的革命实践中，十分重视开展群众的卫生运动，以预防和减少疾病，保护人民健康。爱国卫生运动，是中国卫生工作的伟大创举，反映了中国卫生工作的鲜明特色。

除四害、讲卫生，提高健康水平，推动中国社会主义精神文明、物质文明的建设发展，实质上是学科学、用科学的过程。各种病媒虫兽的滋生与繁殖，各种疾病的发生与传播，都有其各自的规律性。把群众发动起来，科学技术一定要紧跟上，并且要走在前头。只有严格按照规律采取相应的措施，才能取得除害灭病的效果，才能保证爱国卫生运动从胜利走向更大的胜利。

讲究卫生，预防、减少以至消灭疾病，提高健康水平，可以使中国特色社会主义建设事业取得更大发展。随着人们文化卫生素质的提高与文明卫生习惯的养成，对社会主义"四化"建设必将起到巨大推动作用，并可为把中国建设成为一个文明、卫生、健康、幸福的现代化国家作出更大的贡献。

128. 爱国卫生运动的意义是什么?

爱国卫生运动,虽然是在中国经济文化比较落后的时候提出的,但却和现代的医疗卫生理念不谋而合。这是一笔宝贵的历史遗产,值得珍惜和发扬光大。经过六十多年的发展,中国的社会结构已经发生了显著变化,爱国卫生运动的形式也在不断变化。但是其中最根本的理念——预防为主、全民共建、全民共享,是应当继续坚持和发扬的。

爱国卫生运动的意义,是超越医疗卫生领域的。爱国卫生运动体现的"全民共建,全民共享"的理念,正是建设和谐社会、使全体人民分享改革成果的理念。在中华人民共和国成立的头30年里,爱国卫生运动是依托于高度组织的城市社区和农村人民公社的。爱国卫生运动实施的过程,不仅是改善卫生、强健身体的过程,同时还是加强社会交往,促进人与人和谐相处、人和自然和谐相处的过程。城市的卫生员和农村的"赤脚医生",走家串户,就是有中国特色的家庭医生。医生和潜在的患者形成了长期的合作和契约关系,有利于彼此形成信任,这对于改善今天的医患关系,是有借鉴意义的。和谐社会的基础是和谐社区,公共卫生运动是社区和谐的一个重要途径。

爱国卫生运动的经验,还告诉我们要理性看待自己的历史遗产。爱国卫生运动发轫于计划经济时期,这个时期的历史,既有教训，但也有值得我们今天重视和吸取的经验。如果由于计划经济时期的不足，就不去观察和借鉴这一时期的正确经验，就不是理性的做法。实际上，中国今天的一切模式和经验，都是建立在历史的基础上的，改革不能割断历史，今天我们说的"中国模式"中的许多要素，都是在那个时期孕育和萌芽的。

129. 爱国卫生运动的核心任务及基本要求是什么?

爱国卫生运动的核心任务：组织动员群众自觉行动起来，运用医学、自然、社会科学知识同不卫生的环境、不卫生的行为作斗争，创造出整洁、清新、舒适、健康的生活环境，培养文明进步的爱国民族精神，提高全民族的健康水平。

爱国卫生运动的基本要求：一要坚持为精神文明建设服务、为人民群众服务的方向；二要坚持把除害灭病作为爱国卫生工作的中心任务；三要坚持政府组织、地方负责、群众动手、部门协调、科学治理、社会监督、分类指导的工作方针；四要坚持以健康教育为先导，以卫生基础设施建设为重点，以检查督促为制度，以强化长效管理为手段的主要措施；五要坚持量力而行、因地制宜、突出重点、综合治理的原则。

130. 爱国卫生运动中，"除四害"是哪四害？

　　早在第二次国内革命战争时期，党就把组织军民开展群众卫生运动，搞好卫生防病工作，当作关系革命成败的一件大事来抓。在抗日战争和解放战争时期，陕甘宁边区政府把开展全地区卫生运动列为施政纲领。1941年，陕甘宁边区成立了防疫委员会，开展以灭蝇、灭鼠，防止鼠疫、霍乱为中心的军民卫生运动。

　　中华人民共和国成立初期，国务院提出的"除四害"中的"四害"是指苍蝇、蚊子、老鼠、麻雀。将麻雀定为"害鸟"，是爱国卫生运动中走过的一段弯路，不过"除四害"活动对传染病和流行病的防治，起到了积极有效的作用。后来"四害"改为苍蝇、蚊子、老鼠、臭虫。如今城市公共卫生的"四害"是指苍蝇、蚊子、蟑螂、老鼠。

131. 如何做好新时期爱国卫生运动？

随着社会的日益发展，一味地搬用以前的爱国卫生运动的准则不能适应当今社会的高速发展，那如何做好新时期的爱国卫生运动呢？需要注意以下几点：

（1）深刻认识新时期爱国卫生工作的重要意义。随着时代的变迁，公共卫生运动面临着新的问题、新的挑战。在健康影响因素日益复杂、城市卫生管理面临严峻挑战、群众健康素质有待提升、爱国卫生运动方式有待改进的背景下，做好新时期的爱国卫生运动，是坚持以人为本、解决当前影响人民群众健康突出问题的有效途径，是改善环境、加强生态文明建设的重要内容，是建设健康中国、全面建成小康社会的必然要求。

（2）明确新时期爱国卫生工作的指导思想和总体目标。要坚持政府领导、部门协作、群众动手、社会参与、依法治理、科学指导，全面推进改革创新，充分发挥群众运动的优势，着力治理影响群众健康的危害因素，并不断改善城乡环境，维护人民群众健康权益，为经济社会协调发展提供有力保障。

（3）努力创造促进健康的良好环境。要深入开展城乡环境卫生整洁行动；切实保障饮用水安全；加快农村改厕步伐；科学预防控制病媒生物。

（4）全面提高群众文明卫生素质。要加强健康教育和健康宣讲；加大新闻媒体无偿开展卫生防病知识公益宣传力度；创新健康教育的方式和载体。

后　记

2019 年南国书香节期间，欣闻《新时代乡村振兴百问百答丛书》即将付梓。我作为本丛书之《乡村卫生与保健百问百答》的作者，心里非常高兴。高兴的是，作为医疗卫生战线的普通医生，我能够响应习近平总书记的号召，为新时代乡村振兴作点贡献，为农民朋友办点实事。真心希望这本小册子能够回答广大农民朋友一些常见的卫生保健知识和他们关心关注的国家关于乡村医疗卫生保健和健康中国方面的政策。

行笔于此，我回忆起 20 年前的一段往事。

1999 年下半年，我和暨南大学医学院徐安定教授欣然接受广东教育出版社的邀请，参加编写《新时期农村百问百答丛书》之《农村卫生保健百问百答》。当时我正好在北京阜外心血管医院进修学习，那个时候没有这么发达的网络，一般人是没有手机的，更没有现在的微信。参与写作的作者全是手写书稿，汇总后再由我们的学生将手写稿校对后输入电脑。当时的写作花了我们不少心血，主要是在内容的选择和语言通俗性方面的斟酌，竭尽所能地将农村常见的卫生保健知识传播给广大农民朋友，历时近一年才完稿。

我们对工作的认真态度终于换来了读者的喜爱。2001 年版《新时期农村百问百答丛书》由时任广东省副省长欧广源作序，出版发行后备受广大农民朋友喜爱。据了解，我们编写的《农村卫生保健百问百答》前后五次印刷，发行量超过 20 万册。国家新闻出版总署还将本书推荐给新疆科技出版社，翻译成少数民族语言版本，用于指导当地的医疗卫生保健工作。

时隔近 20 年，我们受广东人民出版社之邀，参加《新时代乡村振兴百问百答丛书》的编写工作，20 年间，我国发生了翻天覆地的变化，人民群众的生活水平大幅提高。党的十九大报告指出，中国特色社会主义进入新时代，我国社会主要矛盾已经转化为人民日益增长的美好生活需要和不平衡不充分的发展之间的矛盾。为此，我对此次参加编写工作的认识是责任重大，使命光荣。实施乡村振兴战略是解决城乡发展不平衡的必然要求，也是实现全民共同富裕的必经之路。乡村卫生保健工作是乡村振兴战略中不可或缺的重要组成部分，让农民朋友了解国家的相关政策，提高对疾病和健康的认识，消除误区、正确认识疾病，对于有效预防疾病、促进身心健康具有重要作用，这是我们编写本书的初心与使命。为了做好编写工作，我们认真研读国家有关文件，深入理解各项政策和精神，大量收集和分析来自农村的病例及需求，汲取以前编写的经验，以求在编写工作中精益求精。我们相信，我们的认真工作一定会得到广大农民朋友的认同，我们的这本小册子一定会走入千家万户，为我国的乡村医疗卫生保健、为健康中国保驾护航作出我们新的贡献。

参加本书编写的有谭博、肖胲清、胡瑞娟、钟静、常琛、余雪映、潘有光等，他们都是在临床一线和有过基层医疗工作经历的医务工作者，具备着丰富的医疗工作经验及医学素养。我作为本书的主编，写下以上文字，是为跋。

吴兆红

2019 年 8 月

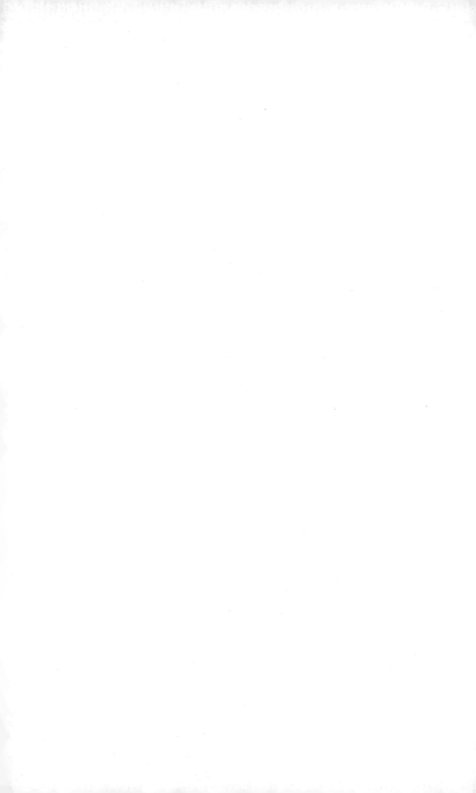